DICCIONARIO MÉDICO PARA VIAJEROS

Español – Italiano

DIZIONARIO MEDICO PER I VIAGGIATORI

Italiano - Spagnolo

Edita Ciglenečki

INTRODUCCIÓN

Este diccionario médico español-italiano y italiano-español proporciona de forma breve, clara y suficiente unos 3000 términos médicos que cubren orientación en el tiempo y espacio; accidentes y catástrofes; partes del cuerpo humano; síntomas, heridas y enfermedades; farmacia; facilidades médicas, procedimientos y asistencia médica; exámenes médicos; embarazo y obstetricia.

INTRODUZIONE

Questo dizionario spagnolo-italiano ed italiano-spagnolo contiene più di 3000 termini medici ed è stato concepito come un manuale compatto di facile comprensione di terminologia medica dall'orientamento nel tempo e spazio; gli accidenti, catastrofi e angoscia; parti del corpo umano; i sintomi, ferite e malattie; farmacia; istituzioni, procedure e cure di medicina ed esami medici, alla gravidanza ed ostetricia.

CONTENIDO - CONTENUTO

DICCIONARIO MÉDICO PARA VIAJEROS

Español – Italiano

NÚMEROS	NUMERI
Cero	Zero
Uno	Uno
Dos	Due
Tres	Tre
Cuatro	Quattro
Cinco	Cinque
Seis	Sei
Siete	Sette
Ocho	Otto
Nueve	Nove
Diez	Dieci
Once	Undici
Doce	Dodici
Trece	Tredici
Catorce	Quattordici
Quince	Quindici
Dieciséis	Sedici
Diecisiete	Diciassette
Dieciocho	Diciotto
Diecinueve	Diciannove
Veinte	Venti
Veintiuno	Ventuno
Veintidós	Ventidue
Treinta	Trenta
Cuarenta	Quaranta
Cincuenta	Cinquanta
Sesenta	Sessanta
Setenta	Settanta
Ochenta	Ottanta
Noventa	Novanta
Cien	Cento
Ciento uno	Centouno
Ciento veintitrés	Centoventitre
Doscientos	Duecento
Trescientos	Trecento
Cuatrocientos	Quattrocento
Quinientos	Cinquecento
Seiscientos	Seicento
Setecientos	Settecento
Ochocientos	Ottocento
Novecientos	Novecento
Mil	Mille
Dos mil	Duemila
Millón	Un milione
Mil millones	Un miliardo
(miliarda)	

ORIENTACIÓN EN EL TIEMPO	ORIENTAMENTO NEL TEMPO
Ayer	Ieri
Hoy	Oggi
Día de mañana	Domani
Año	Anno
Mes	Mese
Semana	Settimana
Día	Giorno
Hora	Ora
Minuto	Minuto

Segundo	Secondo
Mañana	Mattina
Tarde	Pomeriggio
Anochecer	Sera
Noche	Notte

ORIENTACIÓN EN EL ESPACIO	ORIENTAMENTO NELLO SPAZIO
Arriba	Su
Abajo	In basso
Izquierda	Sinistra
Derecha	Destra
Enfrente	Davanti
Detrás	Dietro
Dentro	Dentro
Fuera	Fuori

ACCIDENTES, CATÁSTROFES Y ANGUSTIA	GLI ACCIDENTI, CATASTROFI E ANGOSCIA
Abrigo	Rifugio
Accidente automovilístico (siniestro de tráfico)	Incidente stradale
Accidente de aviación	Incidente aereo
Accidente de tráfico	Incidente di traffico
Accidente doméstico	Infortunio domestico
Accidente laboral	Infortunio sul lavoro
Accidente nuclear	Accidente nucleare
Agua	Acqua
Ahogado	Annegato
Ahogamiento	Annegamento
Alarma	Allarme
Arma	Arma
Arma atómica	Arma atomica
Arma biológica	Arma biologica
Arma blanca	Arma bianca
Arma convencional	Arma convenzionale
Arma de fuego	Arma da fuoco
Arma láser	Armi laser
Arma nuclear	Arma nucleare
Arma nuclear estratégica	Arma nucleare strategica
Arma nuclear táctica	Arma nucleare tattica
Arma química	Arma chimica
Armas atómicas, biológicas y químicas (ABQ)	Armi nucleari, biologiche e chimiche (NBC)
Armas de destrucción masiva	Arma di distruzione di massa
Asalto físico	Attacco fisico
Ataque	Attaco
Ataque aéreo	Incursione area
Ataque de piratas	Attacco dei pirati
Ataque de tiburón	Attacco di squalo
Ataque terrorista	Attentato terroristico

Avalancha	Valanga	Inundación	Inondazione
Bacteria	Batterio	Invasión	Invasione
Bala	Pallottola	Lago	Lago
Banquisa (hielo	Banchisa (ghiaccio	Lava	Lava
marino)	marino; banchiglia)	Llamada de socorro	Chiamata di aiuto
Barco	Nave	Llamada de SOS	SOS richiesta
Bomba	Bomba	Managa de agua	Tromba marina
Bomba atómica	Bomba atomica	(tromba marina)	
(bomba A)	(bomba A)	Mar	Mare
Bomba de cobalto	Bomba al cobalto	Metralla	Shrapnel
	(bomba gamma,	Mina	Mina
	bomba G)	Mina marina	Mina navale
Bomba de	Bomba all'idrogeno	Mina terrestre	Mina terrestre
hidrógeno (bomba	(bomba H)	Montaña	Montagna
H)		Neurotoxina	Neurotossina
Bomba de	Bomba al neutrone	Nevasca (ventisca	Bufera di neve
neutrones (bomba	(bomba N)	de nieve)	(nevicata)
N)		Nieve (zapada)	Neve
Bomba sucia	Bomba sporca	Ola de marea	Onda di marea
Bote salvavidas	Scialuppa	Pandemia	Pandemia
Boya salvavidas	Boa di salvataggio	Paracáidas	Paracadute
Buque naufragado	Relitto	Pelea	Combattimento
Búsqueda	Ricerca	Perro de búsqueda	Cane da ricerca e
Caída	Cadutta (cascata)	y rescate	salvataggio
Campamento para	Campo per rifugiati	Pirata	Pirata
refugiados		Plutonio	Plutonio
Campo minero	Campo minato	Polución química	Inquinamento
Célula terrorista	Cellula terroristica		chimico
Chaleco salvavidas	Giubbotto di	Protección civil	Difesa civile
	salvataggio	Prueba nuclear	Test nucleare
Choque eléctrico	Folgorazione	(ensayo nuclear)	
	(elettrocuzione)	Radiación	Radiazione
Colisión	Collisione	Refugiado	Rifugiato
Cuerda	Cordone	Rehén	Ostaggio
Cueva	Grotta	Río	Fiume
Desechos nucleares	Scoria nucleare	Robo	Rapina
	(scoria radioattiva)	Roca	Roccia
Desminado	Eliminazione di	Rompehielos	Rompighiaccio
(eliminación de	mine (sminamento)	Ruinas	Macerie (rovine)
minas)		Salvador	Salvatore
Encallamiento de	Incaglio di nave	(rescatador)	
barco		Salvamento	Salvataggio
Epidemia	Epidemia	Salvamento	Salvataggio navale
Equipo de	Squadra di ricerca e	marítimo	
búsqueda y rescate	salvataggio	Secuestro	Rapimento
Erupción volcánica	Eruzione vulcanica	Señal de alarma	Segnale di allarme
Esclavitud	Schiavitù (prigionia)	"¡Socorro!"	"Aiuto!"
Explosión	Esplosione	Suicidio	Suicidio
Explosivo	Esplosivo	Témpano de hielo	Ghiacciaio
Fuego	Fuoco	Terremoto	Terremoto
Gas tóxico	Gas tossico	Terrorista	Terrorista
Golpe	Colpo (botta)	Tierra	Terra
Golpe de calor	Colpo di calore	Tifón	Tifone
Guerra	Guerra	Tormenta	Tempesta
Helicóptero	Elicottero	(tempestad)	
Hielo	Ghiaccio	Tormenta de arena	Tempesta di sabbia
Homicidio	Omicidio (uccisione)	Trata de personas	Traffico di esseri
(asesinato)			umani
Hundimiento de un	Affondamento della	Trueno	Percossa dal fulmine
barco	nave	Tsunami	Tsunami
Huracán	Uragano	(maremoto)	
Incendio (fuego)	Incendio (fuoco)	Uranio	Uranio

Uranio enriquecido	Uranio arricchito	Bilis	Bile
Víctima	Vittima	Boca	Bocca
Violación	Violenza sessuale	Braquial anterior	Muscolo brachiale
Virus	Virus	Brazo	Braccio
		Bronquio	Bronco
PARTES DEL		Bronquiolo	Bronchiolo
CUERPO	PARTI DEL	Bulbo raquídeo	Bulbo (midollo
HUMANO	CORPO UMANO	(médula oblongada,	allungato, encefalo)
		miencéfalo)	
Abdomen (panza)	Addome (ventre,	Bursa (bolsa	Borsa sierosa
	pancia)	sinovial)	
Acetábulo	Cotile (acetabolo)	Cabello	Capelli
Acetilcolina	Acetilcolina	Cabeza	Testa
Ácido	Acido	Caja torácica	Gabbia toracica
desoxirribonucleico	desossiribonucleico	Calavera (cráneo)	Cranio
	(DNA)	Calcáneo	Calcagno
Ácido gástrico	Acido gastrico	Calcitonina	Calcitonina
Ácido ribonucleico	Acido ribonucleico	Canal de Schlemm	Canale di Schlemm
(ARN)	(ARN)	Canino (diente	Canino
Adenohipófisis	Adenoipofisi	colmillo)	
Adrenalina	Adrenalina	Capilar	Capillare
Aglutinina	Agglutinine	Cápsula articular	Capsula articolare
Aglutinógeno	Agglutinogeno	Cara (faz)	Viso
Albúmina	Albumina	Carbohidrato	Carboidrato
Aldosterona	Aldosterone		(glucide)
Alvéolo	Alveolo	Carpo	Carpo
Amígdala	Tonsille	Cartílago	Cartilagine
Aminoácido	Amminoacido	Cartílago articular	Cartilagine articolare
Amoníaco	Ammoniaca	Cartílago circoides	Anello cartilagineo
Ano	Ano	Catecolamina	Catecolamina
Antebrazo	Avambraccio	Cavidad bucal	Cavità orale
Aorta	Aorta	(cavidad oral)	
Aorta abdominal	Aorta addominale	Cavidad timpánica	Cassa del timpano
Aorta torácica	Aorta toracica	Ceja	Sopracciglio
Apéndice	Appendice	Célula	Cellula
vermiforme	vermiforme	Cemento dental	Cemento
(apéndice cecal,		Cerebelo	Cervelletto
apéndice)		Cerebro	Cervello
Aponeurosis	Aponeurosi	Cerumen (cerilla)	Cerume
Aracnoides	Aracnoide	Clavícula	Clavicola
Arteria	Arteria	Clítoris	Clitoride
Arteria coronaria	Arteria coronaria	Cóccix (coxis)	Coccige
Arteria pulmonar	Arteria polmonare	Cóclea (caracol)	Coclea
(tronco pulmonar,		Codo	Gomito
tronco de las		Colágeno	Collagene
pulmonares)		Colesterol	Colesterolo
Arteriola	Arteriola	Colon sigmoide	Sigma (colon
Articulación	Articolazione		sigmoideo)
Articulación de la	Articolazione	Columna vertebral	Colonna vertebrale
cadera	dell'anca	Conducto auditivo	Meato acustico
Articulación del	Articolazione del	externo	esterno
codo	gomito	Conducto	Dotto eiaculatore
Articulación del	Articolazione della	eyaculador	
hombro	spalla	Conducto	Canale naso-
Astrocito	Astrocita	nasolagrimal	lacrimale
Aurícula cardíaca	Atrio	Corazón	Cuore
(atrio)		Córnea	Cornea
Barbilla (mentón)	Mento	Coroides	Coroide
Base del cráneo	Base del cranio	Corona del diente	Corona del dente
Basófilo	Granulocita basofilo	Corteza cerebral	Corteccia cerebrale
Bazo	Milza	Corticosteroide	Corticosteroide
Bilirrubina	Bilirubina	Corticosterona	Corticosterone

Cortisol (hidrocortisona)	Cortisolo
Cortisona	Cortisone
Costilla	Costola (costa)
Cristalino	Cristallino
Cúbito (ulna)	Ulna (cubito)
Cuello	Collo
Cuerda vocal	Corda vocale
Cuero cabelludo (capa capilar)	Cuoio capelluto
Cuerpo lúteo (cuerpo amarillo)	Corpo luteo
Dedo anular	Anulare
Dedo corazón	Dito medio
Dedo de la mano	Dito della mano
Dedo del pie	Dito del piede
Dedo índice	Dito indice
Dedo meñique	Mignolo
Dedo pulgar (pólice)	Pollice
Dendrita	Dendrite
Dentina	Dentina
Diafragma	Muscolo diaframma
Diencéfalo	Diencefalo
Diente	Dente
Diente de leche	Dente da latte
Disco intervertebral	Disco intervertebrale
Duodeno	Duodeno
Dura madre	Dura madre (pachimeninge)
Eclerótica	Sclera
Elastina	Elastina
Electrolito	Elettrolita
Encía	Gengiva
Eosinófilo	Eosinofilo
Epidídimo	Epididimo
Eritrocito (glóbulo rojo)	Eritrocita (globulo rosso)
Esfínter	Sfintere
Esmalte dental	Smalto
Esófago	Esofago
Espalda	Schiena (dorso)
Espalda baja	Lombo
Espalda superior	Schiena alto
Espermatozoide	Spermatozoo
Esqueleto	Scheletro
Esternón	Sterno
Estómago	Stomaco
Estradiol	Estradiolo
Estribo	Staffa (columella)
Estrógeno	Estrogeno
Excrementos (heces)	Feci
Factor Rh negativo	Fattore Rh negativo
Factor Rh positivo	Fattore Rh positivo
Falange	Falange
Faringe	Faringe
Fascia profunda	Fascia muscolare
Fémur	Femore
Fibrina	Fibrina
Fibrinógeno	Fibrinogeno
Fibroblasto (célula fija)	Fibroblasto
Fluido corporal	Fluido corporale
Fosfolípido	Fosfolipide
Frente	Fronte
Gangliolinfático	Linfonodo
Garganta	Gola
Gas	Gas
Glande	Glande
Glándula	Ghiandola
Glándula bulbo-uretral (glándula de Cowper)	Ghiandola bulbouretrale (ghiandola di Cowper)
Glándula de Bartolino	Ghiandola di Bartolini
Glándula lagrimal	Ghiandola lacrimale
Glándula paratiroides	Paratiroide
Glándula pineal (epífisis)	Ghiandola pineale (epifisi)
Glándula salival	Ghiandola salivare
Glándula sebácea	Ghiandola sebacea
Glándula sudorípara	Ghiandola sudoripara
Glándula suprarrenal	Surrene
Globo ocular	Bulbo oculare
Globulina	Globulina
Glomérulo	Glomerulo
Glucagón	Glucagone
Glucocorticoide	Glucocorticoide
Glucógeno	Glicogeno
Glucosa	Glucosio
Gónada	Gonade
Gonadotropina	Gonadotropina
Granulocito	Granulocita
Grasa	Lipidi
Grupo sanguíneo	Gruppo sanguigno
Grupo sanguíneo A	Gruppo sanguigno A
Grupo sanguíneo AB	Gruppo sanguigno AB
Grupo sanguíneo B	Gruppo sanguigno B
Grupo sanguíneo 0	Gruppo sanguigno 0
Haz de His	Fascio di His
Hemoglobina	Emoglobina
Hígado	Fegato
Himen	Imene
Hipófisis (glándula pituitaria)	Ipòfisi (ghiandola pituitaria)
Hipotálamo	Ipotalamo
Hombro	Spalla
Hormona	Ormone
Hormona adrenocorticotropa (corticotropina, corticotrofina)	Corticotropina (ormone adrenocorticotropo)
Hormona anidiurética (arginina vasopresina)	Ormone antidiuretico (vasopressina)

Hormona de crecimiento somatotropa	Somatotropina
Hormona luteinizante (lutropina)	Ormone luteinizzante
Hueso	Osso
Hueso cigomático (malar)	Osso zigomatico
Hueso coxal	Osso dell'anca
Hueso del carpo	Osso carpale
Hueso del metacarpo	Osso metacarpale
Hueso del metatarso	Osso metatarsale
Hueso del tarso	Osso tarsale
Hueso esfenoides	Osso sfenoide
Hueso etmoides	Osso etmoide
Hueso frontal	Osso frontale
Hueso hioides	Osso ioide
Hueso maxilar superior (maxila)	Osso mascellare
Hueso occipital	Osso occipitale
Hueso palatino	Osso palatino
Hueso parietal	Osso parietale
Hueso proprio de la nariz (hueso nasal)	Osso nasale
Hueso sesamoide	Osso sesamoide
Hueso temporal	Osso temporale
Húmero	Omero
Íleon	Ileo
Ilion	Osso iliaco
Incisivo	Incisivo
Ingle	Inguine
Inmunoglobulina	Immunoglobulina
Insulina	Insulina
Intestin	Intestino
Intestino delgado	Intestino tenue (piccolo intestino)
Intestino grueso (colon)	Intestino crasso (colon)
Iris	Iride
Isquión	Ischio
Jugo gástrico	Succo gastrico
Jugo intestinal	Succo intestinale
Jugo pancreático	Succo pancreatico
Labio	Labbro
Lágrima	Lacrima
Laringe	Laringe
Lengua	Lingua
Leucocito	Leucocita
Ligamento	Legamento
Linfa	Linfa
Linfocito	Linfocita
Líquido cefalorraquídeo (líquido cerebrospinal)	Liquido cefalorachidiano (liquor, liquido cerebrospinale)
Líquido intersticial (líquido tisular)	Liquido extracellulare
Líquido sinovial	Liquido sinoviale (sinovia)
Mama	Mammella
Mandíbula	Mandibola
Mano	Mano
Martillo (malleus)	Martello
Matriz (útero, seno materno)	Utero
Médula cerebral	Midollo cerebrale
Médula espinal	Midollo spinale
Médula ósea	Midollo osseo
Mejilla (carrillo)	Guancia
Melanina	Melanina
Melanotropina	Ormone melanotropo
Melatonina	Melatonina
Membrana sinovial	Membrana sinoviale
Meninge	Meninge
Menisco	Menisco
Metacarpo	Metacarpo
Metatarso	Metatarso
Miembro inferior	Arto inferiore
Mineralo corticoide	Mineralcorticoide
Miocardio	Miocardio
Moco	Muco
Molar	Molare
Monocito	Monocita
Mucosa	Membrana mucosa
Mucosa estomacal	Mucosa gastrica
Muñeca	Polso
Músculo	Muscolo
Músculo aductor	Muscolo adduttore
Músculo bíceps braquial	Muscolo bicipite brachiale
Músculo bíceps crural	Bicipite femorale
Músculo ciliar	Muscolo ciliare
Músculo cuádriceps crural	Muscolo quadricipite femorale
Músculo deltoides	Muscolo deltoide
Músculo estriado	Muscolo striato
Músculo glúteo	Muscolo gluteo
Músculo intercostal	Muscolo intercostale
Múscolo liso	Tessuto muscolare liscio
Músculo masetero	Muscolo massetere
Músculo oblicuo del abdomen	Musculo obliquo dell'addome
Músculo pectoral mayor	Muscolo grande pettorale
Músculo pectoral menor	Muscolo piccolo pettorale
Músculo recto mayor del abdomen	Muscolo retto dell'addome
Músculo romboides	Muscolo romboide
Músculo sartorio	Muscolo sartorio
Músculo semimembranoso	Muscolo semimembranoso
Músculo semitendinoso	Muscolo semitendinoso
Músculo trapecio	Muscolo trapezio
Músculo tríceps braquial	Muscolo tricipite del braccio

Músculo tríceps sural	Muscolo tricipite della sura
Muslo (región femoral)	Coscia
Narina	Narice
Nariz	Naso
Nervio	Nervo
Nervio auditivo (nervio vestibulococlear, nervio estatoacústico)	Nervo vestibolococleare (nervo stato-acustico)
Nervio craneal	Nervo cranico
Nervio espinal	Nervo spinale
Nervio óptico	Nervo ottico
Nódulo auriculoventricular	Nodo atrioventricolare
Noradrenalina	Noradrenalina
Nuca	Nuca
Nuez de Adán	Pomo d'Adamo
Óido	Orecchio
Óido medio	Orecchio medio
Ojo	Occhio
Ombligo (pupo)	Ombelico
Omóplato (escápula)	Scapola (omoplata)
Órbita	Orbita oculare
Órgano	Organo
Orina	Urina
Ovario	Ovaia
Óvulo	Uovo
Oxitocina	Ossitocina
Pabellón auricular (aurícula)	Padiglione auricolare
Paladar	Palato
Paladar óseo	Palato duro (volta palatina)
Palma	Palmo
Páncreas	Pancreas
Pantorrilla	Polpaccio
Papila gustativa	Papilla gustativa
Parathormona (hormona paratiroidea, paratirina)	Paratormone (ormone paratiroideo)
Pared abdominal	Parete addominale
Párpado	Palpebra
Parte superior del brazo	Barccio
Pecho	Torace
Pelo	Pelo
Pelvis	Bacino
Pene (falo)	Pene
Pericardio	Pericardio
Periné (perineo)	Perineo
Peritoneo	Peritoneo
Peroné (fíbula)	Perone (fibula)
Pestaña	Ciglia
Pezón	Capezzolo
Pia madre	Pia madre
Pie	Piede
Piel	Pelle (cute)
Pierna	Gamba
Planta del pie	Pianta del piede
Plaqueta (trombocito)	Trombocita (piastrina)
Plasma sanguíneo	Plasma
Pleura	Pleura (pleure)
Pleura parietal	Pleura parietale
Pleura visceral	Pleura viscerale
Poro	Poro
Premolar	Premolare
Prepucio	Prepuzio
Progesterona	Progesterone
Próstata	Prostata
Proteína	Proteina
Pubis	Pube (osso pubico)
Pulmón	Polmone
Pulmones	Polmoni
Pulpa dentaria	Polpa dentaria
Pupila	Pupilla
Queratina	Cheratina
Quijada	Scheletro della bocca
Radio	Radio
Raíz del diente	Radice del dente
Retina	Rètina
Riñón	Rene
Rodilla	Ginocchio
Rótula (patela)	Rotula (patella)
Saliva	Saliva
Sangre	Sangue
Sebo cutáneo	Sebo
Semen (esperma)	Sperma
Seno	Seno
Sien	Tempia
Sinapsis	Sinapsi (bottone sinaptico)
Sistema nervioso parasimpático	Sistema nervoso parasimpatico
Sistema nervioso simpático	Sistema nervoso simpatico
Sobaco (axila)	Ascella
Sudor	Sudore
Tálamo	Talamo
Talón (calcañar)	Tallone
Tarso	Tarso
Tejido	Tessuto
Tejido graso (tejido adiposo)	Tessuto adiposo
Telencéfalo	Telencefalo (cervello)
Tendón	Tendine
Testículo	Testicolo
Testosterona	Testosterone
Tibia	Tibia
Timo	Timo
Tímpano	Timpano (membrana timpanica)
Tiroides	Tiroide
Tirotropina (TSH, hormona estimulante de la tiroides)	Tirotropina (ormone tireostimolante)

Tiroxina (tetrayodotironina, T4)	Tiroxina
Tobillo	Caviglia
Tráquea	Trachea
Triglicérido	Trigliceride
Triiodotironina	Triiodotironina
Trompa de Falopio (tuba uterina, oviducto)	Tuba di Falloppio
Tronco	Tronco
Tronco del encéfalo	Tronco encefalico
Uña	Unghia
Unguis (hueso lacrimal)	Osso lacrimale
Urea	Urea
Uréter	Uretere
Uretra	Uretra
Úvula	Palato molle
Vagina (colpos)	Vagina
Válvula	Valvola
Válvula bicúspide (válvula mitral)	Valvola mitrale (valvola bicuspide)
Válvula cardiaca (válvula de corazón)	Valvola cardiaca
Válvula sigmoidea aórtica	Valvola semilunare aortica
Válvula tricúspide	Valvola tricuspide
Vaso linfático	Vaso linfatico
Vaso sanguíneo	Vaso sanguigno
Vejiga urinaria	Vescica urinaria
Vellosidad intestinal	Villo intestinale
Vena	Vena
Vena cava inferior	Vena cava inferiore
Vena cava superior	Vena cava superiore
Vena porta	Vena porta
Ventrículo	Ventricolo
Ventrículo cardíaco	Ventricolo cardiaco
Ventrículo cerebral	Ventricolo cerebrale
Vénula	Venula
Vértebra	Vertebra
Vértebra coccígea	Vertebra coccigea
Vértebra lumbar	Vertebra lombare
Vértebra sacra	Vertebra sacrale
Vértebra torácica	Vertebra toracica
Vértice craneal	Vertice della testa
Vesícula biliar	Cistifellea
Vesícula seminal	Vescicola seminale
Vestíbulo	Vestibolo
Vía biliar	Coledoco
Vómer	Vomere
Vulva	Vulva
Yeyuno	Digiuno
Yunque	Incudine

SÍNTOMAS, HERIDAS Y ENFERMEDADES	I SINTOMI, FERITE E MALATTIE
Abdomen agudo	Addome acuto
Abrasión (escoriación)	Abrasione (escoriazione)
Absceso	Ascesso
Absceso anal	Ascesso anale
Absceso cerebral	Ascesso cerebrale
Absceso de Brodie	Ascesso di Brodie
Absceso hepático	Ascesso epatico
Absceso perianal	Ascesso perianale
Absceso perinéfrico	Ascesso perinefrico
Absceso peritonsilar	Ascesso peritonsillare
Absceso pulmonar	Ascesso polmonare
Abulia	Abulia
Acariasis	Acariasi
Acidosis	Acidosi
Acidosis metabólica	Acidosi metabolica
Acidosis tubular renal	Acidosi renale tubulare
Aclorhidria	Acloridria
Acné	Acne
Acné común (acne vulgaris)	Acne volgare (acne)
Acondroplasia	Acondroplasia
Acrocianosis	Acrocianosi
Acrofobia (miedo a las alturas)	Acrofobia (paura dei luoghi elevati)
Acromegalia	Acromegalia
Acropaquia (hipocratismo digital)	Dita ippocratiche (dita a bacchetta di tamburo)
Actinomicosis	Actinomicosi
Acuafobia	Idrofobia
Adenocarcinoma	Adenocarcinoma
Adenoma	Adenoma
Adenoma hepático (adenoma hepatocelular)	Adenoma epatocellulare
Adenoma tubular	Adenoma tubulare
Adenopatía	Adenopatia
Adenosis esclerosante	Adenosi sclerosante
Adicción (dependencia)	Dipendenza
Adicción a jugar (ludopatía, ludomanía)	Giocco d'azzardo patologico
Adicción a las drogas (drogodependencia)	Tossicodipendenza (tossicomania)
Adicción sexual	Dipendenza sessuale
Adormecimiento de las extremidades	Parestesie delle estremità
Aerofobia (miedo a volar)	Aviofobia (paura di volare)

Afta (úlcera en la mucosa oral)	Afta (ulcera all'interno della cavità orale)
Agarrotamiento	Rigidità
Agenesia (ausencia de un órgano)	Agenesia (mancanza di un organo)
Agenesia renal	Agenesia renale
Agranulocitosis	Agranulocitosi
Ahogamiento	Affogamento
Albinismo	Albinismo
Albuminuria	Albuminuria
Alcalosis	Alcalosi
Alcalosis respiratoria	Alcalosi respiratoria
Alcoholismo	Alcolismo
Aldosteronismo (hiperaldosteronismo)	Iperaldosteronismo
Alergia	Allergia
Alergia a alimentos	Allergia alimentare
Alergia a las plumas	Allergia alle piume
Alergia al medicamento	Allergia a farmaci
Alergia al pelo de los animales	Allergia a pello di animali
Alergia al polen	Allergia da poline
Alergia al polvo	Allergia a polvere
Algodistrofia	Algodistrofia
Alopecia	Alopecia
Alopecia areata	Alopecia areata
Alopecia areata universal	Alopecia universale
Alucinación	Allucinazione
Amiloidosis	Amiloidosi
Amnesia	Amnesia
Ampolla	Vescichetta (bolla)
Ampolla (callo)	Callo (vescica, bolla)
Amputación	Amputazione
Analgesia	Analgesia
Anasarca	Edema diffuso (anasarca)
Anemia	Anemia
Anemia aplásica	Anemia aplastica
Anemia de enfermedades crónicas	Anemia da malattia cronica
Anemia falciforme (anemia drepanocítica)	Anemia drepanocitica
Anemia ferropénica	Anemia da carenza di ferro
Anemia hemolítica	Anemia emolitica
Anemia hipocrómica	Anemia ipocromica
Anemia megaloblástica	Anemia megaloblastica
Anemia perniciosa	Anemia perniciosa
Anencefalia	Anencefalia
Aneurisma	Aneurisma
Aneurisma cerebral	Aneurisma cerebrale
Aneurisma cerebral arterial sacular	Aneurisma cerebrale sferica
Aneurisma congénito arterial de la base del cerebro	Aneurisma arteriosa congenita alla base dell'encefalo
Aneurisma de aorta	Aneurisma aortico
Aneurisma de aorta abdominal	Aneurisma dell'aorta addominale
Aneurisma de aorta torácica	Aneurisma dell'aorta toracica
Angina	Angina
Angina de pecho (angor, angor pectoris)	Angina pectoris
Angina de Prinzmetal	Angina di Prinzmetal
Angioedema (edema de Quincke)	Angioedema (edema di Quincke, edema angioneurotico)
Angioma	Angioma
Angioma en araña (angioma aracnoideo)	Angioma a ragno
Angiosarcoma	Angiosarcoma
Anisakiasis (anisakidosis)	Anisakidosi
Anomalías del desarrollo	Anomalie di sviluppo
Anorexia	Anoressia
Anquilosis	Anchilosi
Anquilostomiasis	Anchilostomiasi
Ansiedad	Ansia (ansietà)
Antracosis	Antracosi
Ántrax (carbunco)	Carbonchio (pustola)
Anuria (menos de 100 ml de orina en 24h)	Anuria (produzione di urina < 100 ml nelle 24 ore)
Apendicitis aguda	Appendicite acuta
Apetito	Appetito
Aplasia	Aplasia
Apnea del sueño	Sindrome delle apnee nel sonno
Apoplejía (golpe apoplético)	Apoplessia
Arador de la sarna (escabiosis)	Scabbia (rogna)
Ardor al orinar	Bruciore urinario
Ardor de estómago (acidez, pirosis)	Bruciore di stomaco (pirosi)
Arrítmia	Aritmia
Arrítmia cardíaca	Aritmia cardiaca
Arruga	Ruga
Arteriosclerosis	Arteriosclerosi
Arteritis de células gigantes (arteritis de la temporal)	Arterite temporale (arterite di Horton)
Artritis infecciosa (artritis séptica)	Artrite settica
Artritis juvenil	Artrite idiopatica giovanile
Artritis psoriásica	Artrite psoriasica
Artritis reumatoide	Artrite reumatoide
Artritis tuberculosa	Artrite tubercolare

Artrogriposis	Artrogriposi	Aumento de	Ingrossamento dei
Artropatía	Artropatia	volumen de los	linfonodi
Artropatía	Artropatia emofilica	ganglios linfáticos	(linfoadenopatia)
hemofilica		(linfadenopatía)	
Artrosis	Artrosi	Aumento del	Aumento di volume
Artrosis de cadera	Artrosi di anca	tamaño del hígado	del fegato
(coxartrosis)		(hepatomegalia)	(epatomegalia)
Artrosis de codo	Artrosi di gomito	Aumento en la	Temperatura
Artrosis de mano	Artrosi della mano	temperatura	corporea elevata
Artrosis de muñeca	Artrosi di polso	corporal	
Artrosis de rodilla	Artrosi di ginocchio	Ausencia de la	Assenza di
(gonartrosis)		menstruación	mestruazioni
Artrosis de tobillo	Artrosi di caviglia	(amenorrea)	(amenorrea)
Artrosis del hombro	Artrosi gleno-	Autismo	Autismo
	omerale	Autolesión	Autolesionismo
Artrosis del pie	Artrosi al piede	(automutilación)	
Asbestosis	Asbestosi	Aversión por la	Ripugnanza al cibo
Ascaridiasis	Ascaridiasi	comida	
Ascitis	Ascite	Avitaminosis	Avitaminosi
Asfixia	Asfissia	Azúcar en orina	Glicosuria
Asimetría del	Diseguaglianza del	(glucosuria)	(mellituria)
tamaño de las	diametro delle	Bacteriemia	Batteriemia
pupilas (anisocoria)	pupille (anisocoria)	(bacteriemia)	
Asma	Asma	Bacteriuria	Batteriuria
Aspergiloma	Aspergilloma	Bajo volumen de	Produzione di pochi
(micetoma)	(micetoma)	semen	spermatozoi
Aspergilosis	Aspergillosi	(oligospermia)	(oligospermia)
Astigmatismo	Astigmatismo	Barotraumatismo	Barotrauma
Astrocitoma	Astrocitoma	(barotrauma)	
Ataque de pánico	Attaco di panico	Bartonelosis	Bartonellosi
Ataxia de Friidreich	Atassia ereditaria	Basofilia	Basofilia
(ataxia hereditaria)		Bisinosis (fiebre del	Bissinosi
Atelectasia	Atelectasia	lunes)	
pulmonar	polmonare	Blastoma	Blastoma
Ateroesclerosis	Aterosclerosi	Blastomicosis	Blastomicosi
Atetosis	Atetosi	Blefaritis	Blefarite
Atonía	Atonia muscolare	Bloqueo	Blocco
Atragantamiento	Soffocamento	auriculoventricular	atrioventricolare
	(soffocazione,	Bloqueo de rama	Blocco di branca
	asfissia)	Bloqueo	Blocco trifascicolare
Atresia anal	Atresia anale	trifascicular	
Atresia biliar	Atresia biliare	Bocio (coto)	Gozzo
Atresia duodenal	Atresia duodenale	Bocio nodular	Gozzo multinodulare
Atresia esofágica	Atresia esofagea	Borreliosis	Borreliosi
Atresia intestinal	Atresia intestinale	Bostezo	Sbadiglio
Atrofia	Atrofia	Botulismo	Botulismo
Atrofia de Sudeck	Atrofia di Sudeck	Broncoespasmo	Broncospasmo
Atrofia	Atrofia multi-	Bronquiectasia	Bronchiectasia
multisistémica	sistemica	Brucelosis	Brucellosi
Aumento anormal	Aumento	Bulimia	Bulimia
de la necesidad de	incontrollato	Bunión (hallux	Alluce valgo
comer (polifagia)	dell'appetito	valgus)	
	(polifagia)	Caída de la presión	Abbassamento della
Aumento anormal	Aumento del senso	arterial	pressione del sangue
de la sed	della sete	Calambres	Crampo notturno alle
(polidipsia)	(polidipsia)	nocturnos en las	gambe
Aumento de la	Aumento di perdita	piernas	
cáida del cabello	di capelli	Calcificación	Calcificazione
Aumento de la	Aumento della	Cálculo en el tracto	Calcolo urinario
separación de los	distanza fra due parti	urinario (urolitiasis)	(urolitiasi)
organos	del corpo	Cálculo biliar	Calcolo biliare
(hipertelorismo)	(ipertelorismo)	(litiasis biliar)	

Cálculo en el uréter (ureterolitiasis)	Calcolo ureterale
Calicosis	Calicosi
Callosidad (callo)	Callosità (callo)
Cambios de personalidad	Cambiamenti di personalità
Cambios en el apetito	Cambiamenti nell'appetito
Cambios en el color de la piel	Cambiamento di colore della pelle
Cambios en la conciencia	Alterazione della conoscenza
Cambios en la forma de los huesos	Cambiamenti nella forma delle ossa
Cambios en la membrana mucosa	Cambiamenti della mucosa
Cambios en la sensación de sabores	Cambiamenti nelle sensazioni del gusto
Cambios en la sensibilidad olfatoria	Cambiamenti delle sensazoni olfattive
Cambios en la sensibilidad táctil	Cambiamenti della sensazione tattile
Cambios en la voz	Cambiamento di voce
Cambios en los lunares	Cambiamenti di nevi
Cambios psíquicos	Alterazioni dello stato psishico
Cáncer de estómago (cáncer gástrico)	Cancro dello stomaco (cancro gastrico)
Cáncer de mama	Cancro della mammella
Cáncer de próstata	Cancro della prostata
Cáncer del cuello uterino (cáncer cervical)	Cancro della cervice uterina
Candidiasis	Candidosi (candidiasi)
Candidiasis oral (muguet oral)	Mughetto (moniliasi orale)
Cansancio (fatiga, letargo, astenia)	Stanchezza (fatica, astenia)
Cantidad excesiva de glucosa en la sangre (hiperglucemia, hiperglicemia)	Eccesso di glucosio nel sangue (iperglicemia)
Capacidad de movimiento	Abilità di muoversi
Capsulitis adhesiva del hombro	Capsulite adesiva
Caquexia	Cachessia
Carbunco (ántrax)	Antrace
Carcinoide	Carcinoide
Carcinoide bronquial	Carcinoide bronchiale
Carcinoma	Carcinoma
Carcinoma anaplásico	Carcinoma anaplastico
Carcinoma bronquial	Carcinoma bronchiale
Carcinoma de células basales (basilioma)	Basalioma (carcinoma basocellulare)
Carcinoma de células escamosas	Carcinoma a cellule squamose
Carcinoma de células renales	Carcinoma a cellule renali
Carcinoma de células transicionales	Carcinoma transizionale
Carcinoma de endometrio	Carcinoma endometriale
Carcinoma de las vías biliares (colangiocarcinoma)	Colangiocarcinoma (carcinoma colangiocellulare)
Carcinoma de mama	Carcinoma mammario
Carcinoma de próstata	Carcinoma della prostata
Carcinoma del cuello uterino	Carcinoma della cervice uterina
Carcinoma embrional	Carcinoma embrionale
Carcinoma epitelial	Carcinoma epiteliale
Carcinoma gástrico	Carcinoma gastrico
Carcinoma hepatocelular	Carcinoma epatocellulare
Carcinoma medular	Carcinoma midollare
Carcinoma papilar	Carcinoma papillare
Carcinosis	Carcinosi (carcinomatosi, cancerosi)
Carcinosis pericárdica	Carcinosi pericardiale
Carcinosis peritoneal	Carcinosi peritoneale
Carcinosis pleural	Carcinosi pleurica
Cardiomiopatía restrictiva	Cardiomiopatia restrittiva
Cardiopatía congénita	Cardiopatia congenita
Cardiopatía reumática	Cardiopatia reumatica
Cardiotoxicidad	Cardiomiopatia tossica
Carencia de vitamina	Carenza di vitamine
Carencia de vitamina A	Carenza di vitamina A
Carencia de vitamina B1	Carenza di vitamina B1
Carencia de vitamina B2	Carenza di vitamina B2
Carencia de vitamina B3	Carenza di vitamina B3
Carencia de vitamina B12	Carenza di vitamina B12
Carencia de vitamina C	Carenza di vitamina C

Carencia de vitamina D	Carenza di vitamina D
Carencia de vitamina K	Carenza di vitamina K
Caries	Carie dentaria
Caspa	Forfora
Catalepsia	Catalessia
Cataplexia (cataplejía)	Cataplessia
Catarata	Cataratta
Catarro	Catarro
Cefalea en racimos	Cefalea a grappolo
Cefalea postraumática	Cefalea post-traumatica
Cefalea tensional	Cefalea di tipo tensivo
Cefalocele	Cefalocèle
Ceguera	Cecità
Ceguera nocturna (nictalopia)	Cecità notturna (nictalopia)
Celiaquía (enfermedad celíaca)	Celiachia (malattia caliaca)
Celulitis	Cellulite
Celulitis orbital	Cellulite orbitale
Cercaria	Cercaria
Cetoacidosis diabética	Chetoacidosi diabetica
Chancro	Sifiloma
Chancroide (chancro blando)	Ulcera venerea (cancroide)
Chikungunya	Chikungunya
Chondromalacia rotuliana (síndrome patelo-femoral)	Sindrome del dolore patello-femorale (ginocchio del corridore)
Choque (shock)	Collaso circolatorio (shock)
Choque anafiláctico	Anafilassi
Choque cardiogénico	Shock cardiogeno
Choque endotoxico	Shock endotossico
Choque espinal	Shock spinale
Choque hipovolémico	Shock ipovolemico
Choque neurogénico	Shock neurogeno
Choque obstructivo	Shock ostruttivo
Choque quirúrgico	Shock chirurgico
Choque séptico	Shock settico
Choque traumático	Shock traumatico
Cianosis	Cianosi
Ciática	Sciatica
Cicatriz	Cicatrice (sfregio)
Cifoescoliosis	Cifoscoliosi
Cifosis	Cifosi
Cirrosis alcohólica	Cirrosi alcolica
Cirrosis biliar	Cirrosi biliare
Cirrosis criptogénica	Cirrosi criptogenica
Cirrosis hepática	Cirrosi
Cirrosis postnecrótica	Cirrosi post-necrotica
Cistadenocarcinoma	Cistadenocarcinoma
Cistadenofibroma	Cistadenofibroma
Cistadenoma	Cistadenoma
Cisticercosis	Cisticercosi
Cistoma	Cistoma
Claudicación intermitente	Claudicatio intermittens
Claustrofobia (miedo a los espacios cerrados)	Claustrofobia (paura di luoghi chiusi)
Cleptomanía	Cleptomania
Clonorquiasis (clonorquiosis)	Clonorchiasi
Coagulación intravascular diseminada	Coagulazione intravascolare disseminata
Coágulo sanguíneo (trombo)	Trombo
Coartación de la aorta	Coartazione dell'aorta
Coccidioidomicosis	Coccidiomicosi
Coccigodinia (dolor de coxis)	Coccigodinia
Codo del tenista (epicondilitis lateral)	Gomito del tennista (epicondilite)
Cojera	Zoppicamento
Colapso	Collasso
Colección de sangre en la trompa de Falopio (hematosalpinx)	Flusso di sangue nella tuba di Falloppio
Cólera	Colera
Colesterol elevado de la sangre (hiper-colesterolemia)	Eccesso di colesterolo nel sangue (ipercolesterolemia)
Cólico	Colica
Cólico abdominal	Colica addominale
Cólico biliar	Colica biliare
Cólico del recién nacido	Coliche del neonato
Cólico nefrítico (cólico renal)	Colica renale
Colitis ulcerosa	Rettocolite ulcerosa
Colon transverso	Colon trasverso
Coma	Coma
Coma diabético	Coma diabetico
Comerse las uñas (onicofagia)	Abitudine di mangiare le unghie (onicofagia)
Compresión cerebral	Compressione cerebrale
Compresión del nérvio	Compressone del nervo
Comunicación interauricular	Difetto del setto interatriale
Comunicación interventricular	Difetto del setto ventricolare

Condroblastoma	Condroblastoma
Condroma	Condroma
Condrosarcoma	Condrosarcoma
Confusión	Confusione (disordine)
Congelamiento	Congelamento
Congestión nasal	Congestione nasale
Congestión pulmonar	Congestione polmonare
Conjuntivitis alérgica	Congiuntivite allergica
Conjuntivitis bacteriana	Congiuntivite batterica
Conjuntivitis por cuerpo extraño	Congiuntivite irritativa da corpi estranei
Conjuntivitis química	Congiuntivite irritativa da agenti chimici
Conjuntivitis viral	Congiuntivite virale
Conmoción cerebral	Commozione cerebrale
Contracción del cuerpo entero de tal manera que se mantiene encorvado hacia atrás (opistótonos)	Iperestenzione della regione posteriore del tronco (opistotono)
Contractura	Contrattura
Contractura articular	Contrattura articolare
Contractura de Dupuytren	Malattia di Dupuytren
Contractura isquémica de Volkmann	Contrattura ischemica di Volkmann
Contractura muscular	Contrattura muscolare
Contusión	Contusione
Contusión cerebral	Contusione cerebrale
Convulsiones	Convulsioni
Convulsiones febriles	Convulsioni febbrili
Cor pulmonale agudo	Cuore polmonare acuto
Corazón de atleta (hipertrofia del corazón del deportista)	Cuore dell'atleta (ipertrofia cardiaca da sport)
Coreoatetosis	Coreoatetosi
Coriocarcinoma	Coriocarcinoma
Coriomeningitis linfocítica	Coriomeningite linfocitaria
Corto de oído (parcialmente sordo)	Sordità parziale
Costilla cervical	Costa cervicale
Costra	Crosta (escara)
Crepitación	Crepitazione
Criptococcosis	Criptococcosi
Criptorquidismo	Criptorchidismo
Crisis tónico-clónica	Crisi tonico-clonica
Crispar del músculo (fasciculación)	Scossa muscolare (fasciciolazione)
Cromomicosis (cromoblastomicosis)	Cromomicosi (cromoblastomicosi)
Crup (laringotraqueo-bronquitis)	Croup (laringite acuta ostruttiva)
Cuerpo extraño en el oído	Corpo estraneo nell'orecchio
Cuerpo extraño en la nariz	Corpo estraneo nel naso
Daltonismo	Daltonismo
Debilidad	Debolezza
Deficiencia de estrógenos	Carenza di estrogeno
Deficiencia de factor de coagulación	Carenza di fattore di coagulazione
Deformidad de Madelung	Deformità di Madelung
Deformidad de Sprengel	Deformità di Sprengel
Deformidad del pie	Difetto del piede
Deformidad vertebral	Degenerazione spinale
Degeneración macular	Degenerazione maculare
Degeneración retinal	Degenerazione della retina
Delirio	Delirio
Demencia	Demenza
Dengue	Dengue
Depresión	Depressione
Dermatitis alérgica de contacto	Dermatite allergica
Dermatitis atópica	Neurodermite (dermatite atopica)
Dermatitis de contacto	Dermatite da contatto
Dermatitis herpetiforme (enfermedad de Duhring)	Dermatite erpetiforme di Duhring
Dermatitis irritante de contacto	Dermatite irritativo da contatto
Dermatitis numular	Dermatite nummulare
Dermatitis seborreica infantil	Dermatite seborroica infantile
Dermatomicosis	Dermatomicosi
Dermatomiositis	Dermatomiosite
Derrame cerebral (accidente cerebrovascular)	Colpo apoplettico
Derrame pericárdico	Idropericardio
Desangramiento (hemorragia)	Emorragia
Desarrollo de tenido de un órgano (aplasia de un órgano)	Mancato sviluppo di un organo (aplasia di un organo)

Desarrollo sexual prematuro del mismo sexo	Prematuro sviluppo sessuale dello stesso sesso
Desarrollo sexual prematuro del sexo opuesto	Prematuro sviluppo sessuale del sesso opposto
Descenso de la frecuencia cardiaca (bradicardia)	Riduzione della frequenza cardiaca (bradicardia)
Descenso de la frecuencia respiratoria (bradipnea)	Riduzione della frequenza respiratoria (bradipnea)
Descenso incompleto de testículo	Mancata discesa del testicolo
Descompensación cardíaca	Decompensazione cardiaca
Descoordinación en los movimientos musculares (ataxia)	Disturbo della coordinazione muscolare (atassia)
Desgarro	Stiramento
Desgarro de ligamento	Stiramento del legamento
Desgarro de tendón	Stiramento del tendine
Desgarro muscular	Strappo muscolare
Deshidratación	Disidratazione
Desmineralización	Demineralizzazione
Desnutrición	Sottopeso (grave magrezza)
Desorientación	Disorientamento
Desplazamiento de una articulación (subluxación)	Lussazione incompleta (sublussazione)
Despredimiento del párpado superior (blefaroptosis)	Spostamento della palpebra (palpebra calante, blefaroptosi)
Desprendimiento de retina	Distacco di retina
Desquamación	Perdita dello strato superiore della pelle (desquamazione)
Desviación del tabique nasal	Deviazione del setto nasale
Diabetes	Diabete
Diabetes insípida	Diabete insipido
Diabetes mellitus (diabetes sacarina)	Diabete mellito
Diabetes mellitus tipo 1	Diabete mellito di tipo 1
Diabetes mellitus tipo 2	Diabete mellito di tipo 2
Diarrea	Diarrea
Diente podrido	Dente guasto
Dificultad al orinar (disuria)	Emissione di urine con difficoltà (disuria)
Dificultad de respiración	Respirazione difficoltosa
Dificultad del aprendizaje	Disturbo di apprendimento
Dificultad para la defecación (tenesmo rectal)	Difficoltà a defecare (tenesmo)
Dificultad para tragar (disfagia)	Difficoltà a deglutire (disfagia)
Difteria	Difterite
Dilatación aguda del estómago	Dilatazione gastrica acuta
Discartrosis	Discartrosi (discopatia degenerativa)
Discondroplasia	Discondroplasia
Disección aórtica	Dissecazione aortica
Disentería	Dissenteria
Disentería amebiana (amebiasis)	Amebiasi
Disgénesis testicular	Disgenesia gonadica
Disgerminoma	Disgerminoma
Dislexia	Dislessia
Dislocación de la mandibula	Lussazione della mandibola
Dislocación de los fragmentos	Dislocazione dei frammenti
Disminución de producción de orina (oliguria)	Diminuita escrezione urinaria (oliguria)
Disnea paroxística nocturna	Dispnea parossistica notturna
Dispepsia (indigestión)	Dispepsia
Displasia arritmogénica ventricular derecha	Displasia ventricolare destra aritmogena
Displasia congénita de la cadera (luxación congénita de cadera)	Lussazione congenita dell'anca (displasia dell'anca)
Displasia del cuello uterino	Displasia cervicale
Displasia fibrosa	Displasia fibrosa
Distonía	Distonia
Distorsión articular	Distorsione
Distorsión del tobillo	Distorsione alla caviglia
Distrofia	Distrofia
Distrofia muscular	Distrofia muscolare
Distrofia muscular de Duchenne	Distrofia di Duchenne
Distrofia muscular progresiva	Distrofia muscolare progressiva
Diverticulitis	Diverticolite
Divertículo	Diverticolo
Divertículo de Meckel	Diverticolo di Meckel
Divertículo del colon	Diverticolo del colon
Divertículo duodenal	Diverticolo duodenale
Dolor	Dolore
Dolor abdominal	Dolore addominale
Dolor afilado	Dolore tagliente

Dolor agudo	Dolore acuto
Dolor al tragar (odinofagia)	Deglutizione dolorosa (odinofagia)
Dolor crónico	Dolore cronico
Dolor de cabeza	Mal di testa
Dolor de cabeza por sinusitis	Sinusite
Dolor de espalda (dorsalgia)	Mal di schiena (dorsopatia)
Dolor de espalda baja (lumbalgia)	Lombaggine
Dolor de espalda postural	Mal di schiena su base posturale
Dolor de muelas	Mal di denti
Dolor del miembro fantasma	Dolore fantomatico
Dolor en articulación (artralgia)	Articolazione doloroso (artralgia)
Dolor en la mama (mastalgia)	Dolore al seno (mastalgia)
Dolor en las espinillas	Sindrome da stress tibiale mediale
Dolor en oído (otalgia)	Dolore auricolare (otalgia)
Dolor epigástrico	Gastralgia
Dolor muscular (mialgia)	Dolore muscolare (mialgia)
Dolor pulsante	Dolore pulsante
Dolor sordo	Dolore ottuso
Dolor tipo punzada	Dolore pungente
Dolor torácico	Dolore toracico
Dracunculiasis	Dracunculiasi
Ductus arterioso persistente (conducto arterioso persistente)	Dotto arterioso persistente (ductus arteriosus persistente)
Ductus arteriosus (conducto arterioso de Botal)	Dotto arterioso di Botallo
Eccema (eczema)	Eczema
Ecolalia	Ecolalia
Ecopraxia (repetición de los movimientos de otra persona)	Ecoprassia (imitazione spontanea di movimenti osservati)
Ectrodactilia en pie	Lobster-claw deformità di piede
Eczema dishidrótico	Disidrosi
Edema (hidropesía)	Edema
Edema cerebral	Edema cerebrale
Edema del nervio óptico	Papilledema (edema del nervo ottico)
Edema postural	Edema posturale
Edema pulmonar	Edema polmonare
Elefantiasis	Elefantiasi
Embarazo ectópico	Gravidanza ectopica
Embolia	Embolismo (embolia)
Embolia arterial	Embolia dell'arteria
Embolia gaseosa	Embolia gassosa

Embolia pulmonar	Embolia polmonare
Embolismo graso	Embolia adiposa
Emisión excesiva de orina durante la noche (nicturia)	Urinazione notturna (nicturia)
Empiema	Empiema
Enanismo	Nanismo
Encefalocele	Encefalocele
Encefalopatía	Encefalopatia
Encondroma	Encondroma
Encopresis	Enconpresi
Endocarditis bacteriana	Endocardite batterica
Endometriosis	Endometriosi
Enfermedad autoinmune	Malattia autoimmunitaria
Enfermedad cardíaca pulmonar (cor pulmonale)	Cuore polmonare
Enfermedad coronaria	Coronaropatia
Enfermedad de Addison	Morbo di Addison
Enfermedad de Alzheimer	Morbo di Alzheimer
Enfermedad de Blount (tibia vara)	Sindrome di Blount
Enfermedad de Bornholm (mialgia epidémica)	Malattia di Bornholm (mialgia epidemica)
Enfermedad de Bowen	Morbo di Bowen
Enfermedad de Brill	Malattia di Brill-Zinsser
Enfermedad de Buerger (tromboangeítis obliterante)	Morbo di Buerger
Enfermedad de Chagas (tripanosomiasis americana)	Malattia di Chagas
Enfermedad de Charcot-Marie Tooth	Malattia di Charcot-Marie-Tooth
Enfermedad de Creutzfeldt-Jakob	Malattia di Creutzfeldt-Jakob (cosiddetta "malattia della mucca pazza")
Enfermedad de Crohn	Malattia di Crohn
Enfermedad de Freiberg	Malattia di Freiberg
Enfermedad de Graves Basedow	Morbo di Basedow-Graves
Enfermedad de Haglund (deformidad de Haglund)	Malattia di Haglund (deformità di Haglund)

Enfermedad de Hirschsprung (megacolon agangliónico)	Malattia di Hirschsprung (malattia di Mya)
Enfermedad de Hodgkin	Linfoma di Hodgkin
Enfermedad de Hoffa	Sindrome di Hoffa
Enfermedad de Huntington (corea de Huntington)	Malattia di Huntington
Enfermedad de Kawasaki	Sindrome di Kawasaki
Enfermedad de Kienböck	Morbo di Kienböck
Enfermedad de Köhler	Malattia di Köhler
Enfermedad de la membrana hialina (síndrome de distrés respiratorio)	Sindrome da distress respiratorio del neonato (malattia da membrane ialine polmonari)
Enfermedad de la motoneurona	Malattia del motoneurone
Enfermedad de La Peyronie (induración plástica del pene)	Induratio penis plastica (malattia di Peyronie)
Enfermedad de las vibraciones	Malattia da vibrazioni
Enfermedad de los ensiladores	Malattia dei riempitori dei silos
Enfermedad de Lyme (borreliosis de Lyme)	Malattia di Lyme (borreliosi di Lyme)
Enfermedad de Menière	Sindrome di Menière
Enfermedad de Morquio (mucopolisacaridosis tipo IV)	Malattia di Morquio (mucopolisaccaridosi IV)
Enfermedad de Osgood-Schlatter	Sindrome di Osgood-Schlatter
Enfermedad de Paget	Morbo di Paget
Enfermedad de Panner	Malattia di Panner
Enfermedad de Parkinson	Morbo di Parkinson
Enfermedad de Pellegrini-Stieda	Malattia di Pellegrini-Stieda
Enfermedad de Preiser	Sindrome di Preiser
Enfermedad de Raynaud	Sindrome di Raynaud
Enfermedad de Sever	Malattia di Sever
Enfermedad de transmisión sexual	Malattia sessualmente trasmissibile
Enfermedad de Van Neck	Malattia di Van Neck
Enfermedad de Whipple	Morbo di Whipple
Enfermedad del corazón (cardiopatía)	Malattia del cuore (cardiopatia)
Enfermedad diverticular	Diverticolosi
Enfermedad hemolítica del recién nacido (incompatibilidad Rh)	Eritroblastosi fetale (malattia emolitica del neonato)
Enfermedad parasitaria (parasitosis)	Malattia parassitaria (parassitosi)
Enfermedad pélvica inflamatoria	Malattia infiammatoria pelvica
Enfermedad poliquística renal	Rene policistico
Enfermedad profesional	Malattia professionale
Enfermedad pulmonar intersticial	Pneumopatia interstiziale
Enfermedad pulmonar obstructiva crónica	Bronchite cronica
Enfermedades de la aorta	Malattie dell'aorta
Enfermedades de las válvulas del corazón	Malattie delle valvole cardiache
Enfermedades de los vasos sanguíneos	Malattie dei vasi sanguigni
Enfermedades infantiles contagiosas	Malattie infettive dei bambini
Enfisema	Enfisema
Enfisema subcutáneo	Enfisema sottocutaneo
Engorde (ganar peso)	Ingrossamento (divenire grosso)
Enrojecimiento de la piel (eritema)	Eritema
Entesopatía	Entesopatia
Envenenamiento (intoxicación)	Avvelenamento (intossicazione)
Envenenamiento por arsénico	Avvelenamento da arsenico
Envenenamiento por asbesto	Avvelenamento da amianto
Envenenamiento por cadmio	Avvelenamento da cadmio
Envenenamiento por cianuro	Avvelenamento da cianuro
Envenenamiento por gas	Avvelenamento da gas
Envenenamiento por insecticidas	Avvelenamento da insetticidi

Envenenamiento por mercurio	Avvelenamento da mercurio
Envenenamiento por metales pesados	Intossicazione da metalli pesanti
Envenenamiento por plomo	Avvelenamento da piombo (saturnismo)
Envenenamiento por radiación	Avvelenamento da radiazione
Envenenamiento por setas	Avvelenamento da funghi
Envenenamiento por talio	Avvelenamento da tallio
Eosinofilia	Eosinofilia
Ependimoma	Ependimoma
Epifisario de la cabeza femoral (epifisiolisis capitis femoris)	Epifisiolisi della testa femorale
Epilepsia	Epilessia
Epispadia	Epispadia
Erección sostenida y dolorosa (priapismo)	Erezione persistente dolorosa (priapismo)
Erisipela	Erisipela
Erisipeloide	Erisipeloide
Eritema infeccioso (quinta enfermedad)	Eritema infettivo (quinta malattia)
Eritromelalgia	Eritromelalgia
Eritroplasia	Eritroplachia (eritroplasia)
Eritroplasia de Queyrat	Eritroplasia di Queyrat
Erosión cervical	Erosione cervicale
Eructo	Eruttazione
Escalofrío (tiritón)	Brivido
Escarlatina (fiebre escarlata)	Scarlattina
Esclerodermia	Sclerodermia
Esclerosis lateral amiotrófica	Sclerosi laterale amiotrofica
Esclerosis múltiple	Sclerosi multipla
Escoliosis	Scoliosi
Escorbuto	Scorbuto
Escotoma	Scotoma
Espalda del gimnasta	Lombalgia dell'atleta
Espasmo (calambre)	Spasmo (contrazione involontaria)
Espasmo facial	Spasmo facciale
Espasmo muscular (calambre)	Spasmo muscolare
Espasmo vaginal (vaginismo)	Spasmo di vagina (vaginismo)
Espermatocele	Spermatocele (cisti spermatica)
Espina bífida	Spina bifida
Esplenomegalia	Splenomegalia
Espondilitis	Spondilite
Espondilitis anquilosante (morbus Bechterew)	Spondilite anchilosante
Espondilitis tuberculosa	Spondilite tubercolare (morbo di Pott)
Espondilolistesis	Spondilolistesi
Espondilosis	Spondilosi
Esporotricosis	Sporotricosi
Espuela de talón (espuela calcánea)	Spina nel calcagno (spina calcaneare)
Esputo espumoso	Sputo schiumoso
Esputo que contiene pus	Presenza di pus nello sputo
Esquistosomiasis (bilharziasis)	Schistosomiasi
Esquizofrenia	Schizofrenia
Estenosis congénita del píloro	Stenosi pilorica congenita
Estenosis de la arteria pulmonar	Stenosi dell'arteria polmonare
Estenosis de la válvula aórtica	Stenosi aortica
Estenosis de la válvula pulmonar	Stenosi polmonare
Estenosis del píloro	Stenosi pilorica
Estenosis esofágica	Stenosi esofagea
Estenosis mitral	Stenosi mitralica
Estenosis pilórica hipertrófica	Stenosi ipertrofica del píloro
Estocada	Ferita da punta
Estornudo	Starnuto
Estrabismo	Strabismo
Estrangulamiento	Strangolamento (strozzamento)
Estreñimiento	Stitichezza (costipazione)
Estridor	Rumore durante la respirazione (stridore)
Estupor	Stupore
Exantema	Esantema
Exasperación	Esasperazione (irritazione)
Excesiva producción de saliva (hipersalivación)	Produzione di saliva eccessiva (ipersalivazione)
Excesiva producción de sudor (hiperhidrosis)	Aumento della sudorazione (iperidrosi)
Exceso de cabello (hipertricosis)	Aumento della pelosità (ipertricosi)
Exoftalmos	Esoftalmo
Exostosis	Esostosi
Exostosis múltiple hereditaria	Esostosi multipla ereditaria
Expectoración de sangre (hemoptisis)	Espettorazione di sangue (emottisi)
Exposición a las radiaciones ionizantes	Esposizione alle radiazioni ionizzanti

Expresión vocal involuntaria de obscenidades (coprolalia)	Coprolalia	Fiebre de Rift Valley	Febbre della Rift Valley
		Fiebre del Colorado por garrapatas (fiebre de montaña americana por garrapatas)	Febbre da zecca del Colorado
Eyaculación precoz	Eiaculazione precoce		
Fallo hepático (insuficiencia hepática)	Insufficienza epatica		
		Fiebre del Nilo Occidental	Febbre del Nilo occidentale
Fallo renal (insuficiencia renal)	Insufficienza renale	Fiebre del Zika	Febbre Zika
		Fiebre hemorrágica con síndrome renal (fiebre hemorrágica coreana)	Febbre emorragica con sindrome renale (febbre emorragica coreana)
Falta de aire (disnea)	Fame d'aria (dispnea, respirazione difficoltosa)		
Falta de respiración (apnea)	Assenza di respirazione (apnea)		
		Fiebre hemorrágica de Crimea-Congo	Febbre emorragica Crimean-Congo
Falta de visión en luz brillante (hemeralopia)	Emeralopia	Fiebre hemorrágica de Marburgo	Febbre emorragica di Marburg
Faringitis por estreptococo	Faringite streptococcica	Fiebre hemorrágica viral	Febbre emorragica
Fascitis necrotizante	Fascite necrotizzante	Fiebre hemorrágica viral de Ébola	Ebola
Fascitis plantar	Fasciosi plantare	Fiebre mediterránea familiar	Febbre mediterranea familiare
Fenilcetonuria	Fenilchetonuria		
Fenómeno de Bell	Fenomeno di Bell		
Feocromocitoma	Feocromocitoma	Fiebre pappataci	Febbre da pappataci (febbre da Flebotomi)
Fibrilación auricular	Fibrillazione atriale		
Fibrilación ventricular	Fibrillazione ventricolare	Fiebre paratifoidea	Febbre paratifoide
		Fiebre por mordedura de rata	Febbre da morso di ratto
Fibroadenoma	Fibroadenoma		
Fibroelastosis endocardial	Fibroelastosi endocardica	Fiebre Q	Febbre Q
		Fiebre reincidente	Febbre ricorrente
Fibroma	Fibroma	Fiebre reumática	Febbre reumatica
Fibroma blando (fibroma molle)	Mollusco pendule (fibroma molle)	Fiebre tifoidea (fiebre entérica)	Febbre tifoide (tifo)
Fibroma condromixoide	Fibroma condromixoide	Filariasis	Filariasi
		Fimosis	Fimosi
Fibromialgia	Fibromialgia	Fístula	Fistola
Fibrosarcoma	Fibrosarcoma	Fístula anal	Fistola anale
Fibrosis	Fibrosi	Fístula bronco-pleural	Fistola broncopleurica
Fibrosis pulmonar idiopática	Fibrosi polmonare idiopatica	Fisura anal	Fissura anale
Fibrosis quística (mucoviscidosis)	Fibrosi cistica	Flebotrombosis	Flebotrombosi
		Flegmón	Flemmone
Fibrosis retroperitoneal	Fibrosi retroperitoneale	Flexibilidad anormal	Movimento anormale
Fibrositis (reumatismo muscular)	Fibrosite muscolare	Flujo (descarga, secreción)	Fuoriuscita (scolo)
Fibrositis de la mano	Fibrosite di mano	Flujo vaginal	Fuoriuscita vaginale
		Fobia	Fobia
Fibrositis de tendón	Fibrosi tendinea	Foliculitis	Follicolite
Fiebre	Febbre	Forúnculo (furúnculo)	Foruncolo
Fiebre amarilla	Febbre gialla		
Fiebre de la Oroya (enfermedad de Carrión, verruga peruana)	Febbre di Oroya	Fotofobia (intolerancia a la luz)	Fotofobia
Fiebre de Lassa	Febbre di Lassa	Fractura abierta	Frattura aperta (frattura esposta)
Fiebre de los vapores metálicos	Febbre da inalazione di fumi metallici	Fractura cominuta	Frattura comminuta

Fractura de clavícula	Frattura della clavicola
Fractura de costilla	Frattura della costola
Fractura de cúbito	Frattura dell'ulna
Fractura de cuello del fémur	Frattura del collo del femore
Fractura de cuello del húmero	Frattura del collo dell'omero
Fractura de cuerpo vertebral	Frattura del corpo vertebrale
Fractura de epicóndilo humeral	Frattura dell'epicondilo omerale
Fractura de escafoides (fractura navicular)	Frattura dell'osso navicolare
Fractura de escápula	Frattura della scapola
Fractura de falange del dedo	Frattura della falange del dito
Fractura de fémur	Frattura del femore
Fractura de hueso	Frattura
Fractura de la base del cráneo	Frattura della base del cranio
Fractura de la cabeza del radio	Frattura del capitello radiale
Fractura de la diáfisis del fémur	Frattura della diafisi femorale
Fractura de la rótula	Frattura della rotula
Fractura de los huesos del dedo gordo del pie	Frattura dell'alluce
Fractura de maxilar y/o mandíbula	Frattura della mascella e/o della mandibola
Fractura de metatarso	Frattura del metatarso
Fractura de olécranon	Frattura dell'olecrano
Fractura de pelvis	Frattura del bacino
Fractura de radio y cúbito	Frattura di radio e ulna
Fractura de tibia	Frattura della tibia
Fractura de tibia y peroné	Frattura di tibia e perone
Fractura de tobillo	Frattura della caviglia
Fractura del calcáneo	Frattura del calcagno
Fractura del húmero	Frattura dell'omero
Fractura del peroné	Frattura della fibula
Fractura del radio	Frattura del radio
Fractura diafisaria del húmero	Frattura diafisaria dell'omero
Fractura distal del radio	Frattura di Pouteau-Colles (frattura delle metafisi radiali distali)
Fractura en rama verde	Frattura a legno verde
Fractura espiral	Frattura a spirale
Fractura incompleta	Frattura incompleta (infrazione)
Fractura obliqua	Frattura obliqua
Fractura por estrés	Frattura da stress
Fractura por estrés de la tibia	Frattura da stress della tibia
Fractura repetida	Frattura ripetuta
Fractura simple	Frattura semplice
Fractura supracondilar del fémur	Frattura sovracondiloidea del femore
Fractura supracondilar del húmero	Frattura sovracondiloidea di omero
Fractura supramaleolar de tibia y peroné	Frattura del terzo distale di tibia e perone
Fractura transversal	Frattura trasversale
Fractura-dislocación	Frattura con dislocazione
Fracturas espontáneas	Fratture spontanee
Frigidez	Frigidità
Fusión congenita de vértebras cervicales (síndrome de Klippel-Feil)	Fusione di vertebre cervicali (Sindrome di Klippel Feil)
Galactorrea	Galattorrea
Ganas de vomitar	Impulso a vomitare
Gangrena	Cancrena
Gangrena de Fournier	Gangrena di Fournier
Gangrena gaseosa	Gangrene gassosa
Gangrena húmeda	Gangrena umida
Gangrena seca	Gangrena secca
Gasto urinario excesivo (poliuria)	Aumentata emissione di urina (poliuria)
Gastroenteritis	Gastroenterite
Genu valgo	Ginocchio valgo
Genu varum	Ginocchio varo (genu varum)
Giardiasis (lambliasis)	Giardiasi (lambliasi)
Gigantismo	Gigantismo
Ginecomastia	Ginecomastia
Glaucoma	Glaucoma
Glioblastoma	Glioblastoma
Glioma	Glioma
Gliosis	Gliosi
Glomerulonefritis	Glomerulonefrite
Gonadoblastoma	Gonadoblastoma
Gonorrea (blenorragia, blenorrea)	Gonorrea (blenorragia)
Gota (enfermedad gotosa)	Gotta
Goteo nasal (rinorrea)	Naso che cola (rinorrea)
Granulocitosis	Granulocitosi

Gripe (gripa, influenza)	Influenza	Herida de bala	Ferita da arma da fuoco
Gripe aviar H5N1	Influenza aviaria H5N1	Herida por corte	Ferita da taglio
Gripe española	Influenza spagnola	Herida por mordedura	Ferita da morso
Gripe porcina (influenza porcina, gripe del cerdo)	Influenza suina	Herida térmica Hermafroditismo Hernia	Ferita termica Ermafroditismo Ernia
Hambre	Fame	Hernia de hiato	Ernia iatale
Heces acuosas	Consistenza acquosa delle feci	Hernia de la pared abdominal	Ernia esterna addominale
Heces amarillas	Feci gialle	Hernia	Ernia diaframmatica
Heces de color rojo	Feci di colore rosso	diafragmática	
Heces negras (melena)	Feci picee (melena)	Hernia discale Hernia inguinal	Ernia del disco Ernia inguinale
Heces verdes	Feci di colore verde	Hernia umbilical	Ernia ombelicale
Hemangioendote- lioma	Emangioendotelioma	Herpangina	Erpangina (faringite vescicolare)
Hemangioma	Emangioma	Herpes genital	Herpes genitalis
Hemangioma capilar (marca de fresa)	Emangioma capillare	Herpes simple Herpes zóster (herpes zona)	Herpes simplex Herpes zoster
Hemangioma cavernoso	Emangioma cavernoso	Hidatidosis (equinococosis)	Echinococcosi (idatidosi)
Hematoma	Ematoma	Hidatidosis hepática	Echinococcosi
Hematoma epidural	Ematoma epidurale		epatica
Hematoma intracerebral	Ematoma cerebrale	Hidatidosis pulmonar	Echinococcosi polmonare
Hematoma subdural	Ematoma subdurale	Hidremia Hidrocefalia	Idremia Idrocefalo
Hemicránea crónica paroxismal	Emicrania cronica parossistica	Hidrocele Hidronefrosis	Idrocele Idronefrosi
Hemivértebra	Emivertebra	Hidrops	Idrope
Hemocromatosis	Emocromatosi	Hidrops vesicular	Idrope della colecisti
Hemofilia	Emofilia	Hidrotórax	Idrotorace
Hemoglobina en orina (hemoglobinuria)	Presenza di emoglobina nelle urine (emoglobinuria)	Higroma Hinchazón Hinchazón y gases (flatulencia,	Igroma Gonfiore Gonfiezza e venti (flatulenza)
Hemoneumotórax	Emopneumotorace	ventosidad)	
Hemorragia arterial	Emorragia arteriosa	Hipema	Ifema
Hemorragia de oído (otorragia)	Fuoriuscita di sangue dall'orecchio (otorragia)	Hiperactividad Hipercalcemia Hiperinsulinismo	Iperattività Ipercalcemia Iperinsulinismo
Hemorragia epidural	Emorragia epidurale	Hipermetropía Hiperparatiroidi-	Ipermetropia Iperparatiroidismo
Hemorragia intracerebral	Emorragia cerebrale	smo Hiperpituitarismo	Iperpituitarismo
Hemorragia subaracnoidea	Emorragia subaracnoidea	Hiperplasia benigna de próstata	Ipertrofia prostatica benigna
Hemorragia subdural	Emorragia subdurale	Hiperplasia endometrial	Iperplasia endometriale
Hemorroides	Emorroidi	Hiperplasia pseudo-	Iperplasia pseudo-
Hemosiderosis	Emosiderosi	epiteliomatosa	epiteliomatosa
Hemotórax	Emotorace	Hiperpotasemia	Iperkaliemia
Hepatitis A	Epatite virale A	(hipercalemia)	
Hepatitis B	Epatite virale B	Hipersensibilidad	Elettrosensibilità
Hepatitis C	Epatite virale C	electromagnética	
Hepatitis D	Epatite virale D	Hipertensión	Ipertensione
Hepatitis E	Epatite virale E	arterial pulmonar	arteriosa polmonare
Hepatitis viral	Epatite virale	Hipertensión	Ipertensione
Herida	Ferita	esencial	arteriosa essenziale

Hipertensión intracraneal	Elevata pressione intracranica
Hipertensión maligna	Ipertensione maligna
Hipertensión portal	Ipertensione portale
Hipertensión renovascular	Ipertensione renale
Hipertensión secundaria	Ipertensione arteriosa secondaria
Hipertermia	Ipertermia
Hipertiroidismo	Ipertiroidismo
Hipertrofia	Ipertrofia
Hipertrofia ventricular	Ipertrofia ventricolare
Hiperuricemia	Iperuricemia
Hiperventilación	Iperventilazione
Hipervitaminosis	Ipervitaminosi
Hipervolemia (aumento del volumen de sangre en la circulación)	Ipervolemia (aumento del volume ematico circolante)
Hipo	Singhiozzo
Hipoalbuminemia	Ipoalbuminemia
Hipocalcemia	Ipocalcemia
Hipocaliemia	Ipokaliemia
Hipocondría	Ipocondria
Hipoglicemia	Ipoglicemia
Hipoinsulinismo	Ipoinsulinemia
Hipoparatiroidismo	Ipoparatiroidismo
Hipopituitarismo	Ipopituitarismo
Hipoplasia pulmonar	Ipoplasia del tronco polmonare
Hipospadias	Ipospadia
Hipotensión y síncope	Ipotensione e sincope
Hipotermia	Ipotermia
Hipotiroidismo	Ipotiroidismo
Hipotonía	Ipotonia
Hipotonía muscular	Ipotonia muscolare
Hipoxia	Ipossia
Hirsutismo	Irsutismo
Histeria	Isteria (isterismo)
Histiocitoma fibroso	Fibroistiocitoma benigno
Histoplasmosis	Istoplasmosi
Hormigueo	Intormentire
Ictericia	Ittero (itterizia)
Ictericia del recién nacido	Ittero neonatale
Ictericia obstructiva	Ittero ostruttivo
Íleo	Ileo
Imbecilidad	Imbecillità
Impétigo	Impetigine
Impotencia	Impotenza
Inanición	Inedia
Incapacidad de movimiento	Mancanza di movimento
Incapacidad para orinar	Mancata secrezione di urina
Inconsciencia	Incoscienza (stato di incoscienza)
Incontinencia	Incontinenza
Incontinencia urinaria	Incontinenza urinaria
Incontinencia urinaria por estrés	Incontinenza urinaria da sforzo
Incremento de la presión sanguínea (hipertensión)	Ipertensione arteriosa sistemica
Indigestión	Indigestione
Infarto	Infarto
Infarto cerebral hemorrágico	Ictus emorragico
Infarto de miocardio	Infarto miocardico acuto
Infarto pulmonar	Infarto polmonare
Infección	Infezione (malattia infettiva)
Infección bacteriana	Infezione batterica
Infección del hueso o médula ósea (osteomielitis)	Infezione dell'apparato osteo-articolare (osteomielite)
Infección por clamidia	Infezione da clamidia
Infeccion por el virus del papilom humano (VPH)	Infezione da Papilloma Virus Umano (HPV)
Infección por hongos	Infezione fungina
Infección respiratoria alta	Infezione del tratto respiratorio superiore
Infección viral	Infezione virale
Infertilidad	Sterilità (infecondità)
Infestación de gusanos (helmintiasis)	Infestazione da vermi (elmintiasi)
Infestación por ladilla (ftiriasis)	Infestazione da pidocchi del pube (ftiriasi)
Infestación por piojos (pediculosis)	Infestazione da pidocchi (pediculosi)
Inflamación	Infiammazione (flogosi)
Inflamación de la bursa (bursitis)	Infiammazione della borsa sierosa di un'articolazione (borsite)
Inflamación de la conjuntiva (conjuntivitis)	Infiammazione della congiuntiva (congiuntivite)
Inflamación de la córnea (queratitis)	Infiammazione della cornea (cheratite)
Inflamación de la córnea y de la conjuntiva (queratoconjuntivitis)	Infiammazione della cornea e della congiutiva (cheratocongiuntivite)
Inflamación de la epiglotis (epiglotitis)	Infiammazione dell'epiglottide (epiglottite)
Inflamación de la fascia (fascitis)	Infiammazione della fascia (fascite)

Inflamación de la glándula tiroides (tiroiditis)	Infiammazione della tiroide (tiroidite)
Inflamación de la lámina intermedia del ojo (uveítis)	Infiammazione della tunica media dell'occhio (uveite)
Inflamación de la laringe (laringitis)	Infiammazione della laringe (laringite)
Inflamación de la membrana sinovial (sinovitis)	Infiammazione della membrana sinoviale (sinovite)
Inflamación de la mucosa bucal (estomatitis)	Infiammazione delle mucose della bocca (stomatite)
Inflamación de la mucosa gástrica (gastritis)	Infiammazione della mucosa gastrica (gastrite)
Inflamación de la piel (dermatitis)	Infiammazione della pelle (dermatite)
Inflamación de la pleura (pleuritis, pleuresía)	Infiammazione della pleura (pleurite)
Inflamación de la próstata (prostatitis)	Infiammazione della ghian-dola prostatica (prostatite)
Inflamación de la retina (retinitis)	Infiammazione della retina (retinite)
Inflamación de la tráquea (traqueitis)	Infiammazione della trachea (tracheite)
Inflamación de la uretra (uretritis)	Infiammazione dell'uretra (uretrite)
Inflamación de la vagina (vaginitis)	Infiammazione della vagina (vaginite)
Inflamación de la vejiga urinaria (cistitis)	Infiammazione della vescica urinaria (cistite)
Inflamación de la vesícula biliar (colecistitis)	Infiammazione della colecisti (colecistite)
Inflamación de la vulva (vulvitis)	Infiammazione della vulva (vulvite)
Inflamación de la zona de inserción de un músculo (entesitis)	Infiammazione dell'inserzione di muscolo (entesite)
Inflamación de las amígdalas palatinas (amigdalitis)	Infiammazione delle tonsille (tonsillite)
Inflamación de las arterias (arteritis)	Infiammazione delle arterie (arterite)
Inflamación de las encías (gingivitis)	Infiammazione dei tessuti gengivali (gengivite)
Inflamación de las glándulas salivales (sialadenitis)	Infiammazione delle ghiandole salivari (sialoadenite)
Inflamación de las meninges (meningitis)	Infiammazione delle meningi (meningite)
Inflamación de las venas (flebitis)	Infiammazione delle vene (flebite)
Inflamación de los bronquiolos (bronquiolitis)	Infiammazione dei bronchioli (bronchiolite)
Inflamación de los bronquios (bronquitis)	Infiammazione dei bronchi (bronchite)
Inflamación de los ganglios linfáticos (linfadenitis)	Infiammazione delle ghiandole linfatiche (linfoadenite)
Inflamación de los pulmones (neumonía, pulmonía, neumonitis)	Infiammazione dei polmoni (polmonite)
Inflamación de los senos paranasales (sinusitis)	Infiammazione dei seni paranasali (sinusite)
Inflamación de un tendón (tendinitis)	Infiammazione del tendine (tendinite)
Inflamación de un tendón y de su vaina (tenosinovitis)	Infiammazione di tendine e di guaina tendinea (tenosinovite)
Inflamación de una articulación (artritis)	Infiammazione articolare (artrite)
Inflamación del apéndice (apendicitis)	Infiammazione dell'appendice vermiforme (appendicite)
Inflamación del encéfalo (encefalitis)	Infiammazione del cervello (encefalite)
Inflamación del endocardio (endocarditis)	Infiammazione dell'endocardio (endocardite)
Inflamación del endometrio (endometritis)	Infiammazione dell'endometrio (endometrite)
Inflamación del epidídimo (epididimitis)	Infiammazione dell'epididimo (epididimite)
Inflamación del glande del pene (balanitis)	Infiammazione della testa del glande (balanite)
Inflamación del hígado (hepatitis)	Infiammazione del fegato (epatite)
Inflamación del laberinto del oído interno (laberintitis)	Infiammazione di labirinto nell'orecchio interno (labirintite)
Inflamación del miocardio (miocarditis)	Infiammazione del miocardio (miocardite)
Inflamación del músculo esquelético (miositis)	Infiammazione del tessuto muscolare (miosite)
Inflamación del nervio (neuritis)	Infiammazione del nervo (neurite, nevrite)

Inflamación del páncreas (pancreatitis)	Infiammazione del pancreas (pancreatite)
Inflamación del parametrio (parametritis)	Infiammazione del parametrio (parametrite)
Inflamación del pericardio (pericarditis)	Infiammazione del pericardio (pericardite)
Inflamación del peritoneo (peritonitis)	Infiammazione dela sierosa peritoneale (peritonite)
Inflamación del riñón (nefritis)	Infiammazione dei reni (nefrite)
Inflamación del seno (mastitis)	Infiammazione della mammella (mastite)
Inflamación del testículo (orquitis)	Infiammazione dei testicoli (orchite)
Inflamación del timo (timitis)	Infiammazione del timo
Inflamación granulomatosa	Infiammazione granulomatosa
Ingestas descontroladas de alimentos (hiperfagia)	Aumento incontrollato di assunzione di cibo (iperfagia)
Inmunodeficiencia	Immunodeficienza
Insolación	Insolazione (colpo di sole)
Insomnio	Insonnia
Insuficiencia renal aguda	Insufficienza renale acuta
Insuficiencia renal crónica	Insufficienza renale cronica
Insuficiencia venosa cerebro-espinal crónica	Insufficienza venosa cronica cerebrospinale
Intolerancia a la lactosa	Intolleranza al lattosio
Intolerancia al gluten	Intolleranza al glutine
Intoxicación alimentaria	Avvelenamento da cibo
Intoxicación alimentaria por estafilococo dorado	Intossicazione alimentare da stafilococco
Intoxicación por álcalis	Avvelenamento da alcali
Intoxicación por alcohol	Avvelenamento da alcool
Intoxicación por armas gaseosas	Avvelenamento da gas tossico
Intoxicación por armas químicas	Avvelenamento da armi chimiche
Intoxicación por hierro	Avvelenamento da ferro
Intoxicación por litio	Avvelenamento da litio
Intoxicación por mariscos	Avvelenamento da molluschi
Intoxicación por metanol	Avvelenamento da metanolo
Intoxicación por monóxido de carbono	Avvelenamento da monossido di carbonio
Intoxicación por paracetamol	Avvelenamento da paracetamolo
Intoxicación por pescado	Avvelenamento da pesci
Intoxicación por salicilatos	Avvelenamento da salicilati
Iridodiálisis	Iridodialisi
Iritis	Irite
Irradiación no-ionizante	Irradiazione non ionizzante
Irradiación radioactiva	Irradiazione radioattiva
Isosporiasis	Isosporiasi
Isquemia	Ischemia
Isquemia de miembros	Ischemia degli arti
Isquemia miocárdica (angina de pecho)	Ischemia miocardica
Joroba	Gibbo (gobba, gibbosità)
Kala azar (fiebre negra)	Kala-azar (febbre d'Assam, splenomegalia infantile)
Keratosis	Cheratosi
Kernicterus (encefalopatía neonatal bilirrubínica)	Kernittero (encefalopatia bilirubinica)
Kuru (muerte de la risa)	Kuru
Labio leporino (fisura labial)	Labbro leporino
Laceración	Lacerazione (strappo)
Laceración cerebral	Lacerazione cerebrale
Laringoespasmo	Laringospasmo
Leiomioma	Leiomioma
Leiomiosarcoma	Leiomiosarcoma
Leishmaniasis	Leishmaniosi
Leishmaniasis cutánea (uta)	Leishmaniosi cutanea
Lengua más grande de lo normal (macroglosia)	Eccessiva crescita della lingua (macroglossia)
Lepra	Lebbra
Leptospirosis	Leptospirosi
Lesión de nervio	Lesione del nervo
Lesión de nervio periférico	Lesione del nervo periferico
Lesión deportiva	Trauma sportivo
Lesión obstructiva del intestino delgado	Lesione ostruttiva dell'intestino tenue
Lesión por explosión	Ferita esplosiva

Lesiones de la cabeza y del cerebro	Lesioni della testa e del cervello
Lesiones mecánicas	Lesioni meccaniche
Lesiones por corriente eléctrica	Folgorazione (elettrocuzione)
Lesiones por una explosión termonuclear	Ferite provocate da esplosioni termonucleari
Lesiones químicas	Ferita chimica
Lesiones térmicas	Lesioni termiche
Leucemia	Leucemia
Leucemia linfática	Leucemia linfatica
Leucemia linfoblástica aguda	Leucemia acuta linfoblastica
Leucemia linfocítica crónica	Leucemia linfatica cronica
Leucemia mieloide	Leucemia mieloide
Leucemia mieloide aguda	Leucemia mieloide acuta
Leucemia mieloide crónica	Leucemia mieloide cronica
Leucemia monocítica	Leucemia monocitica
Leucocitosis	Leucocitosi
Leucodistrofia	Leucodistrofia
Leucoplaquia	Leucoplachia
Leucorrea	Leucorea
Linfangioma	Linfangioma
Linfangiosarcoma	Linfangiosarcoma
Linfedema	Linfedema
Linfoma	Linfoma
Linfoma no-Hodgkin	Linfoma non Hodgkin
Lipodistrofia	Lipodistrofia
Lipoma	Lipoma
Lipomatosis pancreática (reemplazo graso del páncreas)	Lipomatosi pancreatica
Liposarcoma	Liposarcoma
Liquen plano	Lichen planus
Listeriosis	Listeriosi
Lordosis	Lordosi
Lupus eritematoso sistémico	Lupus eritematoso sistemico
Luxación (lujación, dislocación)	Lussazione
Luxación de la articulación acromioclavicular	Lussazione acromio-clavicolare
Luxación de la cadera	Lussazione dell'anca
Luxación de la rodilla	Lussazione del ginocchio
Luxación de la rótula	Lussazione della rotula
Luxación del codo	Lussazione del gomito
Luxación del hombro	Lussazione della spalla
Luxación del tobillo	Lussazione della caviglia

Luxaciones de la mano y los dedos	Lussazioni delle atricolazioni della mano e delle dita
Mal aliento (halitosis)	Odore sgradevole dell'alito (alitosi, bromopnea)
Mal de garganta (inflamación de la faringe, faringitis)	Mal di gola (infiammazione della faringe, faringite)
Mal de mar	Mal di mare
Mal de montaña (mal de altura)	Mal di montagna
Malabsorción	Malassorbimento
Malaria (paludismo)	Malaria
Malformación arteriovenosa cerebral	Anomalia cerebrovascolare
Malformación cardiaca congénita	Difetto cardiaco congenito
Malformación del desarrollo cerebral	Anomalia di sviluppo del sistema nervoso
Manchas de Koplik	Macchie di Koplik
Manía	Mania
Marcha arrastrando los pies	Barcollamento
Mastitis quística crónica (enfermedad fibroquística)	Mastopatia fibrocistica
Mastopatía	Mastopatia
Meduloblastoma	Medulloblastoma
Megacolon	Megacolon
Melanoma	Melanoma
Melasma (cloasma)	Melasma
Melioidosis	Melioidosi
Meningioma	Meningioma
Meningocele	Meningocele
Meningoencefalitis amebiana primaria	Meningoencefalite amebica primaria
Meningoencefalitis de garrapata	Encefalite trasmessa da zecche
Meningoencefalocele	Meningoencefalocele
Meniscopatia	Meniscopatia
Menopausia	Menopausa
Menstruación dolorosa (dismenorrea)	Mestruazione dolorosa (dismenorrea)
Mesotélioma	Mesotelioma
Mesotélioma sarcomatoide	Mesotelioma sarcomatoide
Metabolismo basal acelerado	Metabolismo basale accelerato
Metabolismo basal lento	Basso metabolismo basale
Metamorfosis grasa del hígado	Metamorfosi grassa del fegato
Metástasis	Metastasi
Metatarsalgia	Metatarsalgia
Meteoropatía	Meteoropatia

Mialgia cervical	Mialgia cervicale	**Mucopolisacarido-**	Mucopolisaccaridosi
Miastenia gravis	Miastenia gravis	**sis**	
Micción dolorosa	Minzione dolorosa	**Muermo**	Morva umana
(angurria)	(stranguria)	**Muerte**	Morte
Micción frecuente	Urinazione frequente	**Muerte natural**	Morte naturale
	(pollachiuria)	**Muerte violenta**	Morte violenta
Micetoma	Micetoma	**Músculo flácido**	Muscolo flaccido
Micosis	Micosi	**Narcolepsia**	Narcolessia
Mielomeningocele	Mielomeningocele	**(síndrome de**	
Migraña (jaqueca)	Emicrania	**Gelineau, epilepsia**	
Miliaria rubra	Miliaria rubra	**del sueño)**	
(sarpullido por el		**Náusea**	Nausea
calor)		**Necrosis**	Necrosi
Milium (milia)	Acne miliare	**Necrosis fibrinoide**	Necrosi fibrinoide
Mioblastoma	Mioblastoma	**Nefritis intersticial**	Nefrite interstiziale
Miocardiopatía	Cardiomiopatia	**Nefropatía**	Nefropatia diabetica
Miocardiopatía	Miocardiopatia	**diabética**	
alcohólica	alcolica	**Nefrosis**	Nefrosi
Miocardiopatía	Cardiomiopatia	**Neumoconiosis**	Pneumoconiosi
dilatada	dilatativa	**Neumonía atípica**	Polmonite atipica
Miocardiopatía	Cardiomiopatia	**Neumonía**	Polmonite batterica
hipertrófica	ipertrofica	**bacteriana**	
Mioclono	Mioclono	**Neumonía**	Broncopolmonite
Miogelosis	Miogelosi	**bronquial**	
Mioma	Mioma	**Neumonía por**	Polmonite da
Miopía	Miopia	**Pneumocystis**	Pneumocisti
Miosarcoma	Miosarcoma	**Neumonía viral**	Polmonite virale
Miositis osificante	Miosite ossificante	**Neumotórax**	Pneumotorace
Miositis osificante	Miosite ossificante	**Neuralgia**	Nevralgia
progresiva	progressiva	**Neuralgia craneal**	Nevralgia del nervo
Mixedema	Mixedema		cranico
Mixoma	Mixoma	**Neuralgia del**	Nevralgia del
Mixosarcoma	Mixosarcoma	**trigémino**	trigemino
Moco (mucus) nasal	Muco nasale	**Neurastenia**	Nevrastenia
Moco en las heces	Muco nelle feci	**Neurinoma**	Neurinoma
Molusco contagioso	Mollusco contagioso		(Schwannoma)
Mononucleosis	Mononucleosi	**Neuroblastoma**	Neuroblastoma
infecciosa (fiebre	infettiva (malattia	**Neuroborreliosis**	Neuroborreliosi
glandular,	del bacio)	**Neurofibromatosis**	Neurofibromatosi di
enfermedad de		**de tipo 1**	tipo1 (malattia di
Pfeiffer)		**(enfermedad de**	von Recklinghausen)
Mordedura	Morsicatura	**Von**	
Mordedura de gato	Morsicatura di gatto	**Recklinghausen)**	
Mordedura de	Morsicatura di cane	**Neuroma**	Neuroma
perro		**Neuroma acústico**	Neuroma
Mordedura de rata	Morsicatura di ratto		dell'acustico
Mordedura de un	Morsicatura di	**Neuropatía**	Neuropatia
animal enfermo de	animale rabbioso	**Neuropatía**	Neuropatia diabetica
rabia		**diabética**	
Mordedura de	Morsicatura di	**Neurosis**	Nevrosi
víbora	serpenti	**Nevus (nevo)**	Voglia (neo, nevo)
Mordedura de	Morso della vedova	**Nistagmo**	Nistagmo
viuda negra	nera	**Nódulo de la**	Nodulo di Suor
Mordedura humana	Morsicatura di uomo	**hermana María**	Maria Giuseppa
Moretón	Ammaccatura	**José**	
(equimosis)	(ecchimosi)	**Nódulos de**	Noduli di Heberden
Movimientos	Movimenti	**Heberden**	
involuntarios y	incontrollati degli	**Nudo**	Nodo (nodulo)
rápidos de los ojos	occhi (opsoclono)	**Nudosidades de**	Noduli di Bouchard
(opsoclonus)		**Bouchard**	
Mucocele	Mucocele	**Obesidad**	Obesità

Oclusión de la arteria de la retina	Occlusione arteria retinica	Parálisis de Bell	Paralisi di Bell
Ojo vago (ambliopía)	Ambliopia	Parálisis de la parte inferior del cuerpo (paraplejía)	Paralisi di parte inferiore del corpo (paraplegia)
Ojos llorosos	Occhi lacrimosi	Parálisis de partes	Paralisi di una parte
Oligodendroglioma	Oligodendroglioma	simétricas del	di corpo simmetrica
Oligomenorrea	Oligomenorrea	cuerpo (diplejía)	(diplegia)
Oncocercosis	Oncocercosi (cecità fluviale)	Parálisis de una mitad lateral de	Paralisi di una metà del corpo
Orina de color marrón	Urina marrone	cuerpo (hemiplejía) Parálisis en brazos	(emiplegia) Paralisi dei arti
Orina de color rojo	Urina di colore rosso	y piernas	superiori e inferiori
Orina turbia	Urine torbide	(tetraplejía,	(quadriplegia)
Orzuelo	Calazio	cuadriplejia)	
Oscilaciones del humor	Cambiamento d'umore	Paranoia Paresis	Paranoia Paresi
Ostéitis fibrosa quística	Osteitis fibrosa cistica	Paro cardiaco (parada	Arresto cardiaco
Osteoartropatía hipertrófica (enfermedad de Bamberger-Marie)	Osteoartropatia ipertrofizzante (sindrome di Pierre Marie-Bamberger)	cardiorrespiratoria) Paroniquia Pecho hundido (pectus excavatum)	Paronichia Torace a imbuto (petto escavato)
Osteocondroma	Osteocondroma	Pectus carinatum	Petto carenato
Osteocondrosis juvenil	Osteocondrite dissecante	Pénfigo Pérdida de	Pemfigo Perdita di abilità di
Osteogénesis imperfecta (huesos de cristal)	Osteogenesi imperfetta	capacidad de producir lenguaje (afasia)	produzione del linguaggio verbale (afasia)
Osteoma	Osteoma	Pérdida de fuerza	Riduzione della
Osteomalacia	Osteomalacia	muscular (astenia)	forza muscolare
Osteomielitis luética	Osteomielite luetica		(astenia)
Osteomielitis micótica	Osteomielite fungale	Pérdida de la capacidad auditiva	Perdita di udito
Osteopetrosis (enfermedad de los huesos de marmol)	Osteopetrosi (malattia delle ossa di marmo)	Pérdida de la memoria Pérdida de la mitad del campo visual	Perdita di memoria Perdita di metà di campo visivo
Osteoporosis	Osteoporosi	(hemianopsia)	(emianopsia)
Osteosarcoma	Osteosarcoma	Pérdida de peso	Dimagramento
Osteosclerosis	Osteosclerosi	Pérdida de pulso	Perdita di polso
Ovulación dolorosa	Dolore ovulatorio (mittelschmerz)	Pérdida de sangre a través del ano	Perdita di sangue dall'ano (rettoragia,
Padrastro	Pipita	(rectorragia)	proctorragia)
Palidez	Pallore	Pérdida de sangre	Anormale perdita di
Palmas de las manos calientes y mojadas	Palmi delle mani caldi e sudati	mayor durante la menstruación (menorragia)	sangue durante il ciclo mestruale (menorragia)
Palpitación	Cardiopalmo (palpitazione)	Pérdida de sangre por la nariz	Epistassi (rinorragia)
Panadizo	Patereccio	(epistaxis)	
Pancreas aberrante	Pancraes aberrante	Pérdida de sangre	Perdita di sangue al
Paperas (parotiditis)	Parotite (orecchioni)	uterina (metrorragia)	di fuori della mestruazione
Papiloma	Papilloma		(metrorragia)
Paracoccidioidomicosis	Paracoccidioidimicosi (blastomicosi sudamericana)	Pérdida del apetito Pérdida del sentido	Mancanza dell'appetito Incapacità di
Parafimosis	Parafimosi	del gusto (ageusia)	percipire i sapori (ageusia)
Paragonimosis (paragonimiasis)	Paragonimiasi	Pérdida del sentido del olfato (anosmia)	Incapacità di percipire gli odori
Parálisis	Paralisi		(disosmia)
Parálisis cerebral	Paralisi cerebrale infantile		

Pérdida del sentido del tacto	Perdita di senso di tocco
Perforación del tímpano	Perforazione del timpano
Periodontitis (piorrea)	Parodontite
Peste	Peste (pestilenza)
Petequia	Petecchia
Pezón invertido	Capezzolo invertito
Pian (frambesia)	Framboesia
Picadura de araña	Morsicatura di ragno
Picadura de escorpión	Puntura di scorpione
Picadura de garrapata infectada	Morsicatura di zecca infetta
Picadura de hormiga	Puntura di formiche
Picadura de mosquito infectado	Puntura di zanzara infetta
Pie calcáneo	Piede calcaneo
Pie cavo (pes cavus)	Piede cavo (pes cavus)
Pie equino	Piede equino
Pie quinovaro (talipes equinovarus, pie bot, pie retorcido)	Piede equino (talipes equinovarus)
Pie plano (pes planus, arcos vencidos)	Piede piatto (pes planus)
Pie valgo	Piede piatto valgo (pes valgus)
Piedra en el riñon (cálculo renal, litiasis renal)	Calcolosi renale (nefrolitiasi)
Pielonefritis (infección urinaria alta)	Pielonefrite
Pilorospasmo	Pilorospasmo
Pinta	Pinta
Pinzamiento anterolateral del tobillo	Sindrome da impingement della caviglia
Pionefrosis	Pionefrosi
Piromanía	Piromania
Pitidos en el oído (acúfeno, tinnitus)	Ronzio auricolare (acufene, tinnito)
Placa dental	Placca (tartaro)
Plasmacitoma (mieloma múltiple)	Mieloma multiplo
Policitemia	Policitemia
Polidactilia	Polidattilia
Polimialgia reumática	Polimialgia reumatica
Polimiositis	Polimiosite
Poliomielitis (parálisis infantil)	Poliomielite (polio, paralisi infantile)
Pólipo	Polipo
Pólipo cervical	Polipo cervicale
Pólipo de colon	Polipo del colon
Pólipo de las cuerdas vocales	Polipo della corda vocale
Pólipo endometrial	Polipo endometriale
Pólipo nasal	Polipo nasale
Porfiria	Porfiria
Presencia de pus en la orina (piuria)	Presenza di pus nelle urine (piuria)
Presión sanguínea baja (hipotensión)	Bassa pressione arteriosa (ipotensione)
Primera menstruación (menarquia)	Primo flusso mestruale (menarca)
Proctitis	Proctite
Prolapso del útero	Prolasso uterino
Prolapso rectal	Prolasso del retto
Proteinosis alveolar pulmonar	Proteinosi alveolare polmonare
Proteinuria	Proteinuria
Prurito (picazón, comezón, rasquiña)	Prurito (pizzicore)
Psiconeurosis	Psiconevrosi (nevrosi)
Psicopatía	Psicopatia
Psicosis	Psicosi
Psitacosis (fiebre del loro)	Psittacosi (psittacornitosi)
Psoriasis	Psoriasi
Pubertad precoz	Pubertà precoce (pubertà prematura)
Pulmón de granjero	Febbre da fieno
Pulso acelerado	Polso accelerato
Pupilas dilatadas	Pupille dilatate
Pupilas pequeñas	Pupille costrette
Púrpura	Porpora
Púrpura trombocitopénica trombótica	Porpora trombotica trombocitopenica
Pus	Pus
Pústula	Pustola
Queloide	Cheloide
Quemadura	Ustione
Quemadura de medusa	Ustione da medusa
Quemadura eléctrica	Ustione da corrente elettrica
Queratosis actínica	Cheratosi solare
Queratosis seborreica	Cheratosi seborroica
Quilotórax	Chilotorace
Quiste	Cisti (ciste)
Quiste de páncreas	Cisti pancreatica
Quiste de riñón	Cisti renale
Quiste de tiroides	Cisti tiroidea
Quiste dermoide	Cisti dermoide
Quiste ovárico	Cisti ovarica
Quiste pilonidal	Cisti pilonidale
Quiste sebáceo	Cisti sebacea
Quiste tirogloso	Cisti del dotto tiroglosso
Rabdomioma	Rabdomioma
Rabdomiosarcoma	Rabdomiosarcoma

Rabia	Rabbia
Rango de movimiento articular limitado	Ridotta mobilità articolare
Raquitismo	Rachitismo
Raquitismo renal	Rachitismo renale
Rasguño	Graffio (graffiatura)
Regreso del contenido alimentario a través del esófago (regurgitación)	Risalita di alimenti dallo stomaco alla bocca (rigurgito)
Relación sexual dolorosa (coitalgia, dispareunia)	Dolore durante rapporto sessuale (dispareunia)
Resfriado común (resfrío)	Infreddatura (raffreddore)
Respiración de Biot	Respiro di Biot
Respiración de Kussmaul	Respiro di Kussmaul
Respiración periódica (respiración de Cheynes-Stokes)	Respiro di Cheyne-Stokes
Respiración rápida (taquipnea)	Aumento del ritmo respiratorio (tachipnea)
Respiración superficial	Respirazione superficiale
Respuestas psicofisiológicas lentas	Lentezza psicofisica
Retención de orina	Ritenzione urinaria
Reticulosarcoma (sarcoma reticuloendotelial)	Reticoloendotelioma (reticolosarcoma)
Retinitis pigmentosa	Retinite pigmentosa
Retinopatía de la prematuridad	Retinopatia del prematuro
Retinopatía diabética	Retinopatia diabetica
Retorcimiento anormal del intestino (vólvulo)	Volvolo
Retraso de la pubertad	Pubertà tardiva
Retraso mental	Ritardo mentale
Retroversión del útero	Retroflessione uterina
Reumatismo extraarticular	Reumatismo extra-articolare
Rickettsiosis	Rickettsiosi
Rigidez de las articulaciones	Rigidità dell'articolazione
Rigidez de nuca (cuello rígido)	Rigidità nucale
Rinitis	Rinite
Rinitis alérgica	Rinite allergica
Rinitis vasomotora	Rinite vasomotoria

Riñón de herradura (fusión en los riñones)	Rene a ferro di cavallo (fusione renale)
Riñón flotante (ptosis renal, nefroptosis)	Spostamento del rene (ptosi renale, nefroptosi)
Rizartrosis	Rizartrosi (artrosi dell'articolazione alla base del police)
Rodilla de nadador de pecho (bursitis de la pata de ganso)	Ginocchio del nuotatore a rana (stiramento cronico del legamento mediale)
Rodilla de saltador (tendinopatía rotuliana)	Peritendite rotulea (ginocchio del saltatore)
Ronquera	Raucedine
Rosácea	Rosacea
Roséola (exantema súbito)	Sesta malattia (roseola infantum, esantema subitum)
Rubéola	Rosolia
Ruptura (rotura)	Rottura
Ruptura de la vejiga urinaria	Rottura della vescica urinaria
Ruptura de ligamento	Rottura del legamento
Ruptura de ligamento cruzado anterior	Rottura del legamento crociato anteriore del ginocchio
Ruptura de menisco	Rottura del menisco
Ruptura del aneurisma	Rottura di aneurisma
Ruptura del bazo	Rottura della milza
Ruptura del manguito rotador	Rottura della cuffia dei rotatori
Ruptura del tendón	Rottura del tendine
Ruptura del tendón de Aquiles	Rottura del tendine di Achille
Ruptura muscular	Rottura muscolare
Sabañón	Perniosi
Saco de hernia (saco herniario)	Sacco dell'ernia
Salida de líquido cerebroespinal por el oído (otoliquorrea)	Perdita di liquido cerebrospinale dall'orechio (otoliquorrea)
Salida de líquido cerebroespinal por la nariz (rinoliquorrea)	Perdita di liquido cerebrospinale dal naso (rinoliquorrea)
Salmonelosis	Salmonellosi
Sangrado externo (hemorragia externa)	Emorragia esterna
Sangrado interno (hemorragia interna)	Emorragia interna

Sangrado interno de las articulaciones (hemartrosis)	Emartro
Sangrado venoso (hemorragia venosa)	Emorragia venosa
Sangre en el esputo (hemoptisis)	Sangue nello sputo (emottisi)
Sangre en el líquido cefalorraquídeo	Sangue al liquido cerebrospinale
Sangre en la orina (hematuria)	Ematuria
Sangre en las heces (hematochezia)	Sangue nelle feci (ematochezia)
Sarampión	Morbillo
Sarcoidosis (enfermedad de Besnier-Boeck)	Sarcoidosi
Sarcoma	Sarcoma
Sarcoma botrioide	Sarcoma botrioide
Sarcoma de Ewing	Sarcoma di Ewing
Sarcoma de Kaposi	Sarcoma di Kaposi
Sarcoma sinovial	Sarcoma sinoviale
Sarcopenia	Sarcopenia
SARM	MSSA (SARM)
Sarpullido (erupción, eccema)	Sfogo (eruzione cutanea)
Seborrea	Seborrea
Sed	Sete
Semicoma	Semi-coma
Sensación de "zapatos apretados"	Senso delle scarpe troppo strette
Sensación de ardor	Sensazione bruciante
Sensación de miedo	Senso della paura
Sensación exagerada de los estímulos táctiles (hiperestesia)	Ippersensibilità ai normali stimoli esterni (iperestesia)
Sensibilidad al dolor (algesia)	Sensibilità al dolore (algesia)
Sepsis	Sepsi
Septicemia	Setticemia
Sequedad de la boca (xerostomía)	Scarsa secrezione salivare (xerostomia)
Sequedad de los ojos (xeroftalmia)	Occhi secchi (xeroftalmia)
Shigelosis	Shigellosi
Sialorrea (ptialismo)	Sbavando (ptialismo, scialorrea)
SIDA (síndrome de inmunodeficiencia adquirida)	SIDA (sindrome da ImmunoDeficienza Acquisita, AIDS)
Siderosis	Siderosi
Sífilis	Sifilide (lue)
Silicosis	Silicosi
Síncope	Sincope
Sindactilia	Sindattilia
Síndrome braquial	Brachialgia
Síndrome carcinoide	Sindrome da carcinoide
Síndrome cervical Síndrome cérvico-braquial	Sindrome cervicale Sindrome cervico-brachiale (sindrome spalla-mano)
Síndrome compartimental	Sindrome compartimentale
Síndrome de abstinencia	Crisi d'astinenza
Síndrome de alcoholismo fetal	Sindrome alcolica fetale
Síndrome de aplastamiento (síndrome de crush)	Sindrome da schiacciamento
Síndrome de bebé flácido	Sindrome del bambino flaccido
Síndrome de Behçet	Sindrome di Behçet
Síndrome de Cushing (hipercortisolismo)	Sindrome di Cushing (ipercortisolismo)
Síndrome de decompresión (enfermedad de los buzos, mal de presión)	Malattia di decompressione (sindrome di Caisson)
Síndrome de DeQuervain	Sindrome di De Quervain
Síndrome de distrés respiratorio	Sindrome da distress respiratorio
Síndrome de dolor inguinal	Pubalgia dello sportivo
Síndrome de Down	Sindrome di Down
Síndrome de Edwards (trisomía del 18)	Sindrome di Edwards
Síndrome de Eisenmenger	Sindrome di Eisenmenger
Síndrome de fatiga crónica	Sindrome da fatica cronica
Síndrome de fricción de la banda iliotibial	Sindrome della benderella ileotibiale
Síndrome de Goodpasture	Sindrome di Goodpasture
Síndrome de Guillain-Barré	Sindrome di Guillain-Barré
Síndrome de intestino irritable (colon irritable, colon espástico)	Sindrome del colon irritabile (colon spastico)
Síndrome de isquiosurales cortos	Sindrome degli ischio-crurali (sindrome dell'hamstring)
Síndrome de la clase turista	Sindrome della classe economica
Síndrome de Legg-Calvé-Perthes	Malattia di Legg-Perthes-Calvé
Síndrome de Leriche	Sindrome di Leriche
Síndrome de Marfan	Sindrome di Marfan

Síndrome de McCune-Albright	Sindrome di McCune-Albright-Sternberg
Síndrome de muerte súbita del lactante (muerte en cuna)	Sindrome della morte improvvisa del lattante
Síndrome de Patau (trisomía en el par 13)	Sindrome di Patau
Síndrome de pinzamiento posterior del tobillo	Sindrome da impingement posteriore di caviglia
Síndrome de Reiter (artritis reactiva)	Sindrome di Reiter
Síndrome de Reye	Sindrome di Reye
Síndrome de Sjögren	Sindrome di Sjögren
Síndrome de sobreuso	R.S.I (Repetitive Strain Injury)
Síndrome de Tourette	Sindrome di Tourette
Síndrome de Turner	Sindrome di Turner
Síndrome del conflicto subacromial	Sindrome da conflitto subacromiale (impingement sub-acromiale)
Síndrome del estrecho torácico	Sindrome dello stretto toracico superiore
Síndrome del maullido del gato (síndrome de Lejeune)	Sindrome del grido di gatto
Síndrome del tibial posterior	Periostite tibiale (sindrome del muscolo tibiale posteriore)
Síndrome del túnel carpiano	Sindrome del tunnel carpale
Síndrome del túnel cubital	Sindrome del tunnel cubitale
Síndrome del túnel tarsiano	Sindrome del tunnel tarsale
Síndrome doloroso	Sindrome dolorosa
Síndrome hepatorrenal	Sindrome epato-renale
Síndrome mielodisplásico (preleucemia)	Sindrome mielodisplasica
Síndrome nefrótico	Sindrome nefrosica
Síndrome occipital (neuralgia occipital)	Nevralgia occipitale (nevralgia di Arnold)
Síndrome por explosion	Lesioni da scoppio (blast-syndrome)
Síndrome postrombótico	Sindrome post trombotica
Síndrome premenstrual	Sindrome premestruale
Síndrome prodrómico	Sindrome prodromica
Síndrome respiratorio agudo severo (SRAS, SARS)	SARS (Sindrome Acuta Respiratoria Severa)
Sinostosis radiocubital	Sinostosi radio-ulnare
Sinovioma	Sinovioma
Siringomielia	Siringomielia
Sobredosis de medicamentos	Overdose di farmaci
Sobredosis por droga	Overdose di droga
Sofocos	Vampata di calore
Somnolencia	Sonnolenza
Sonambulismo (noctambulismo)	Sonnambulismo
Sonido de tripas (borborigmo)	Borborigmo
Soplo del corazón	Soffio cardiaco
Sopor	Stupor
Sorberse la nariz (moqueo)	Tirare su col naso
Sordera	Sordità
Sudor nocturno	Sudore notturno
Supresión de la secreción de orina	Soppressione della secrezione di urina
Talasemia	Talassemia
Tamponamiento cardíaco (tamponamiento pericárdiaco)	Tamponamento cardiaco
Tapón de cerumen	Tappo di cerume
Taquicardia	Tachicardia
Temblor	Tremito (tremore)
Temblor en las manos	Tremore delle mani
Temperatura corporal baja (hipotermia)	Bassa temperatura corporea (ipotermia)
Tendinitis de Aquiles	Tendinopatia achillea (achillodinia)
Tendinitis de los extensores de los dedos	Tendinite dei estensori delle dita del piede
Tendinitis del flexor hallucis longus	Tendinite del flessore lungo dell'alluce
Tendinitis en el antebrazo	Tendinite dell'avambraccio
Tendinitis poplítea	Tendinite del popliteo
Tendinitis por sobreuso en el tendón de Aquiles	Tendinopatia Achille da overuse
Tendinopatía tibial posterior	Tendinite del muscolo tibiale posteriore
Tendinosis (lesión crónica del tendón)	Tendinosi

Tener gases (flatulencia)	Miscela di gas (flatulenza)
Tensión de la pared abdominal	Tensione di parete addominale
Teratocarcinoma	Teratocarcinoma
Teratoma	Teratoma
Tetania	Tetania
Tétanos (tétano)	Tetano
Tetralogía de Fallot	Tetralogia di Fallot
Tic	Tic
Tifus endémico murino	Tifo murino (tifo endemico)
Tifus exantemático epidémico	Tifo esantematico (tifo epidemico)
Tiña corporal (tinea corporis)	Tinea corporis
Tiña crural (tinea cruris)	Tinea cruris
Tiña de la cabeza (tinea capitis)	Tigna (tinea capitis)
Tiña del pie (pie de atleta, tinea pedis)	Piede d'atleta (tinea pedis)
Tiña favosa (favus, tinea favosa)	Tinea favosa
Tiña versicolor (pitiriasis versicolor)	Pitiriasi versicolor (tinea versicolor)
Tiroiditis de Hashimoto	Tiroidite di Hashimoto
Tiroiditis de Riedel	Tiroidite di Riedel
Tirotoxicosis	Tireotossicosi
Torpeza en las extremidades	Ottusità alle estremità
Torsión del hueso	Torsione dell'osso
Torsión testicular	Torsione del testicolo
Tortícolis	Torcicollo
Tos	Tosse
Tos ferina (coqueluche)	Pertosse
Tos productiva	Tosse produttiva
Tos seca (tos perruna)	Tosse secca
Tóxico-infección por Clostridium perfringens	Tossinfezione da Clostridium perfringens
Toxocariasis	Toxocariasi
Toxoplasmosis	Toxoplasmosi
Tracoma	Tracoma
Transpiración (sudación)	Sudorazione (traspirazione)
Transplante de riñón	Trapianto renale
Transposición de la aorta	Trasposizione dell'aorta
Transposición de la arteria pulmonar	Trasposizione dell'arteria polmonare
Transposición de los grandes vasos	Trasposizione dei grossi vasi
Trastorno alimentario	Disturbo del comportamento alimentare
Trastorno bipolar (psicosis maníaco-depresiva)	Psicosi maniaco-depressiva
Trastorno de la audición	Disturbo dell'udito
Trastorno de la capacidad para oír de las personas envejecen (presbiacusia)	Perdita dell'udito dovuta all'avanzamento dell'età (presbiacusia)
Trastorno de la diferenciación sexual	Disordine della differenziazione sessuale
Trastorno de la micción	Disturbo della minzione
Trastorno de la visión	Disturbo della vista
Trastorno de movimiento	Disordine del movimento
Trastorno de personalidad	Disturbo di personalità
Trastorno del comportamiento	Disturbo dell'umore
Trastorno del equilibrio	Disturbo dell'equilibrio
Trastorno del lenguaje (disfasia)	Disturbo del linguaggio verbale (afasia)
Trastorno del sueño	Disturbo del sonno
Trastorno límite de la personalidad	Disturbo borderline di personalità
Trastorno menstrual	Disturbi mestruali
Trastorno por déficit de atención	Disturbo della concentrazione
Trastorno por estrés postraumático	Disturbo post traumatico da stress
Trichomonas vaginalis	Trichomonas vaginalis
Trichomoniasis	Trichomoniasi
Tripanosomiasis	Tripanosomiasi
Tripanosomiasis africana (enfermedad del sueño)	Tripanosomiasi africana (malattia del sonno)
Triquinelosis (triquinosis)	Trichinosi
Trombocitopenia	Trombocitopenia
Tromboembolismo	Tromboembolia
Tromboflebitis	Tromboflebite
Trombosis	Trombosi
Trombosis venosa	Trombosi venosa
Tsutsugamushi (fiebre fluvial japonesa, tifus de los matorrales)	Tsutsugamushi (tifo fluviale giapponese)
Tuberculosis (tisis, TBC)	Tubercolosi (tisi)

Tuberculosis ganglionar (linfadenitis tubercular)	Linfadenite tubercolare
Tuberculosis hepática	Tubercolosi epatica
Tuberculosis intestinal	Tubercolosi intestinale
Tuberculosis ósea	Tubercolosi delle ossa
Tuberculosis pulmonar	Tubercolosi polmonare
Tuberculosis renal	Tubercolosi dei reni
Tuberculosis urogenital	Tubercolosi urogenitale
Tularemia (fiebre de los conejos)	Tularemia (febbre dei conigli)
Tumor	Tumore
Tumor benigno	Tumore benigno
Tumor de Brenner	Tumore di Brenner
Tumor de células de la granulosa (tumor de teca-granulosa)	Follicoloma
Tumor de células de Sertoli-Leydig (arrenoblastoma)	Androblastoma
Tumor de células gigantes (osteoclastoma)	Osteoclastoma (tumore a cellule giganti)
Tumor de saco vitelino	Tumore del sacco vitellino
Tumor de Wilms (nefrobl astoma)	Tumore di Wilms (nefroblastoma)
Tumor glómico (glomangioma)	Glomangioma (paraganglioma)
Tumor maligno (cáncer)	Tumore maligno
Tumor mixto	Tumore misto
Tumor mixto maligno	Tumore misto maligno
Tumor urogenital	Neoplasie del tratto urogenitale
Tungiasis	Tungiasi (tunga penetrans)
Úlcera (llaga)	Ulcera (ulcerazione)
Úlcera de decúbito	Piaga da decubito (decubito)
Úlcera duodenal	Ulcera duodenale
Úlcera gástrica	Ulcera gastrica
Úlcera isquémica	Ulcera ischemica
Úlcera perforada	Ulcera perforata
Úlcera varicosa	Ulcera varicosa
Uña encarnada (onicocriptosis)	Unghia incarnita (onicocriptosi)
Uremia (acumulación en la sangre de los productos tóxicos por un fallo renal)	Uremia (accumulo nel sangue di sostanze azotate a causa dell'insufficienza renale)
Urticaria	Orticaria
Vaginosis bacteriana	Infezione della vagina batterica (vaginosi)
Varicela	Varicella
Varices	Varicosi (varici, malattia varicosa)
Varices del cuello	Vene varicose del collo
Varices esofágicas	Varici esofagee
Varicocele	Varicocele
Venas varicosas de las piernas	Varici degli arti inferiori
Verruga	Verruca
Verruga genital (condiloma acuminata)	Condiloma
Vértigo	Capogiro (vertigine)
Vértigo posicional paroxístico benigno	Cupololitiasi (canalolitiasi)
Vibraciones mano brazo (dedo blanco inducido por vibraciones)	Sindrome da vibrazioni mano-braccio
Viruela	Variola vera (vaiolo)
Visión doble (diplopía)	Visione doppia (diplopia)
Vista cansada por la edad (presbiopía)	Presbiopia (presbitismo)
Vitíligo	Vitiligine
Vómito (emesis)	Vomito (emetismo)
Vómito de sangre (hematemesis)	Emesi emorragica (ematemesi)
Vómito sin náusea (vómito cerebral)	Vomito senza nausea (vomito a getto, vomito cerebrale)
Xantelasma	Xantelasma
Xantoma	Xantoma
Zoonosis	Zoonosi

FARMACIA

A mediodía	A mezzogiorno
Aceite de almendras dulces	Olio di mandorla
Aceite de jojoba	Olio di jojoba
Aceite de ricino	Olio di ricino
Aceite esencial	Olio essenziale (olio eterico)
Aceite mineral	Olio minerale
Ácido bórico	Acido borico
Ácido graso omega 3	Omega-3 acidi grassi
Adrenalina	Adrenalina
Aerosol	Aerosol
Agente antiarrítmico	Farmaco antiaritmico
Aguja	Ago
Alcol	Alcool
Alergia al medicamento	Allergia a medicamento
Algodón hidrófilo	Ovatta
Aminofilina	Aminofillina

Ampicilina	Ampicillina	**Cannabis medicinal**	Cannabis terapeutica
Ampolla	Ampolla (fiala)	**Cápsula**	Capsula
(recipiente)		**Carbón activado**	Carbone attivo
Analgésico	Analgesico	**Cardiotónico**	Cardiotonico
Anestésico	Anestetico	**Cefalosporina**	Cefalosporina
Antiácido	Antiacido	**Citostático**	Citostatico
Antialérgico	Farmaco antiallergico	**Cloranfenicol**	Cloramfenicolo
Antianémico	Farmaco antianemico	**Cloro**	Cloro
Antibiótico	Antibiotico	**Cobalto**	Cobalto
Anticoagulante	Anticoagulante	**Cobre**	Rame
Anticonceptivo	Contraccettivo	**Codeína**	Codeina
Anticonceptivo de	Pillola del "giorno	**Colirio**	Collirio
emergencia	do-ppo"	**Compresa**	Compressa
(contracepción	(contraccezione	**Comprimido**	Compressa (pasticca,
poscoital)	post-coitale,		tavoletta)
	contraccezione di	**Corticosteroide**	Corticosteroide
	emergenza)	**Crema**	Crema
Anticonvulsivo	Anticonvulsante	**Cuchara**	Cucchiaio
(antiepiléptico)		**De uso externo**	Per l'applicazione
Antidepresivo	Antidepressivo		esterna
Antidiabético	Antidiabetico	**Desodorante**	Antidiaforetico
Antidiarréico	Antidiarroici	**Después de una**	Dopo il pasto
Antídoto	Antidoto	**comida**	
Antiemético	Antiemetico	**Diafragma**	Diaframma
Antihelmíntico	Antielmintici	**Digestivo**	Digestivo
Antihipertensivo	Farmaco antiipertensivo	**Diurético**	Diuretico
		Dosis	Dose
Antihistamínico	Antistaminico	**Edulcorante**	Dolcificante
Antiinflamatorio	Antinfiammatorio	**artificial**	artificiale
(antiflogístico)		**Emulsión**	Emulsione
Antiinflamatorio no	Farmaco anti-	**En ayunas**	A digiuno
esteroideo	infiammatore non	**Enema (clisma)**	Clistere
	steroide-FANS	**Enjuague bucal**	Collutorio
Antimalárico	Antimalarico	**(colutorio)**	
Antimicótico	Antimicotico	**Eritromicina**	Eritromicina
(antifúngico)		**Espasmolítico**	Spasmolitico
Antioxidante	Antiossidante	**Espermicida**	Spermicida
	(sostanza	**Esponja**	Spugna
	antiossidante)	**anticonceptiva**	contraccettiva
Antipirético	Antipiretico	**Espuma**	Schiuma (spuma)
Antiprotozoario	Farmaco	**Espuma**	Schiuma
	antiprotozoico	**anticonceptiva**	anticoncezionale
Antipsicótico	Antipsicotico	**Expectorante**	Espettorante
Antireumático	Antireumatico	**Farmacéutico**	Farmacista
Antiséptico	Antisettico	**Fármaco**	Farmaco anti-alcol
Antiséptico de las	Antisettico urinario	**antialcohólico**	
vías urinarias		**Fármaco**	Dimagrante
Antisuero	Antisiero	**antiobesidad**	(farmaco antiobesità)
Antitoxina	Antitossina	**Fármaco antiviral**	Farmaco antivirale
Aspirina	Aspirina	**Fármaco**	Farmaco
Atropina	Atropina	**tuberculostático**	antitubercolare
Azufre	Zolfo	**Fentanilo**	Fentanyl
Balanza	Bilancia	**Fitoterapia**	Fitoterapia
Bálsamo de labios	Burrocacao	**Fósforo**	Fosforo
Barbitúrico	Barbiturico	**Frasquito**	Bottiglietta
Bolsa de agua	Bouillotte		(boccetta)
caliente (guatero)	(bouilloire)	**Gafas**	Occhiali
Broncodilatador	Broncodilatatore	**Gasa**	Garza
Cafeína	Caffeina	**Gel**	Gel
Calcio	Calcio	**Gentamicina**	Gentamicina
		Glucosa	Glucosio

Goma de mascar de nicotina	Gomma da masticare antifumo
Gotas	Gocce
Gotas nasales	Gocce nasali
Gotas óticas	Gocce per il mal di orecchi
Gramo	Grammo
Hemostático	Emostatico
Heparina	Eparina
Hierro (fierro)	Ferro
Hipnótico	Ipnotico
Inhalación	Inalazione (farmaco per inalazioni)
Inmunoglobulina	Immunoglobulina
Inmunosupresor	Immunosoppressivo
Insulina	Insulina
Interferón	Interferone
Inyección	Iniezione
Jabón	Sapone
Jarabe	Sciroppo
Jeringa	Siringa per iniezioni
Lavado	Sciacquatra (risciacquatura)
Laxante	Lassativo
Lente de contacto blanda	Lente a contatto morbida
Lente de contacto duro	Lente a contatto rigida
Lentes de contacto (lentillas, pupilentes)	Lenti a contatto
Litro	Litro
Loción	Lozione
Lubricante	Lubrificante
Magnesio	Magnesio
Manganeso	Manganese
Manzanilla	Camomilla
Medicamento (fármaco)	Medicamento (farmaco, rimedio)
Metadona	Metadone
Microgramo	Microgrammo
Miligramo	Milligrammo
Mililitro	Millilitro
Mineral	Minerale
Molibdeno	Molibdeno
Morfina	Morfina
Mucolítico	Mucolitico
Nistatina	Nistatina
Nutrimento (nutriente)	Sostanza nutriente (sostanza nutritiva)
Opioide	Oppioide
Oxicodona	Ossicodone
Pañal para adultos	Assorbenti per l'incontinenza
Paracetamol	Paracetamolo
Parafina	Paraffina
Parche de nicotina	Cerotto antifumo
Pasta	Pasta
Pasta de dientes (dentífrico)	Dentifricio
Pasta de óxido de zinc	Zinco pasta
Pastilla	Pasticca (pastiglia)
Penicilina	Penicillina
Pieza	Pezzo (porzione)
Píldora	Pillola
anticonceptiva	anticoncezionale
Poción	Pozione
Polvo	Polverina (polvere)
Polvo liquido	Polvere liquido
Por la mañana	Di mattina
Por la noche	La sera
Por vía oral	Oralmente (per via orale, per bocca)
Potasio	Potassio
Preservativo (condón, profiláctico)	Preservativo (profilattico, condom)
Protector solar	Filtro solare (crema solare ad alta protezione)
Prueba de embarazo	Test di gravidanza ad uso domiciliare
Psicoestimulante	Psicostimulanti
Purgante (purgativo)	Purgante (purga)
Quimioterapia	Chemioterapia
Reacción adversa a medicamento	Effetti indesiderati da farmaco
Receta	Prescrizione (rimedio prescritto)
Rectal	Rettale
Relajante muscular (miorrelajante)	Miorilassante
Repelente de insectos	Insettifugo
Repelente de mosquitos	Repellente antizanzare
Rociada	Spruzzo (vaporizzato)
Salicilato	Salicilato
Seda dental (hilo dental)	Filo interdentale
Sedativo	Sedativo (calmante)
Sistema Internacional de Unidades	Sistema internazionale di unità di misura
Sobredosis	Sovradosaggio
Sodio	Sodio
Solubilizantes (comprimidos dispersables en agua)	Compresse solubili
Solución limpiadora de dentadura	Soluzione per pulizia dentiera
Solución limpiadora de lentes de contacto	Soluzione per pulizia lenti a contatto
Soluto	Soluzione
Suero	Siero
Suero fisiológico	Soluzione fisiologica
Sulfonamida	Sulfamidici (sulfonamidici)
Supositorio	Supposta

Supositorio vaginal	Candelette	Vitamina D2 (ergocalciferol)	Vitamina D2 (ergocalciferolo)
Tampón	Tampone	Vitamina D3 (colecalciferol)	Vitamina D3 (colecalciferolo)
Tensiómetro (esfigmomanómetro)	Misuratore di pressione (sfigmomanometro)	Vitamina D4	Vitamina D4 (diidroergocalciferolo)
Terapia de sustitución hormonal	Terapia ormonale sostitutiva	Vitamina D5 (sitocalciferol)	Vitamina D5 (sitocalciferolo)
Termómetro	Termometro	Vitamina E (alfatocoferol)	Vitamina E (tocoferolo)
Tetraciclina	Tetraciclina	Vitamina F (acido linoleico)	Vitamina F (acido linoleico)
Tintura	Tintura	Vitamina J (colina)	Vitamina J (colina)
Tira adhesiva sanitaria	Cerotto	Vitamina K (filoquinona)	Vitamina K (fillochinone)
Tisana (infusión de hierbas)	Tisana (infuso di erbe)	Vitamina L1 (ácido antranílico)	Vitamina L1 (acido antranilico)
Toalla sanitaria (compresa, pantiprotector)	Assorbenti igienici	Vitamina P (flavonoide)	Vitamina P (flavonoidi)
Tónico	Tonico (ricostituente)	Yodo (iodo)	Iodio (tintura di iodio)
Tramadol	Tramadolo	Zinc (cinc)	Zinco
Ungüento (pomada)	Pomata (unguento)		
Vacuna	Vaccino	**FACILIDADES MÉDICAS, PROCEDIMIENTOS Y ASISTENCIA MÉDICA**	**ISTITUZIONI, PROCEDURE E CURE DI MEDICINA**
Vasodilatador	Vasodilatatore		
Venda	Bendaggio		
Veneno	Veleno		
Vía sublingual	Sublinguale		
Viagra	Viagra (citrato di sildenafil)	Abertura quirúrgica en el cráneo (craneotomía)	Apertura chirurgica del cranio (craniotomia)
Vitamina	Vitamina	Abrir	Aprire
Vitamina A (retinol)	Vitamina A (retinolo)	Administración de fármacos	Somministrazione dei farmaci
Vitamina B1 (tiamina)	Vitamina B1 (tiamina)	Agua	Acqua
Vitamina B2 (riboflavina)	Vitamina B2 (riboflavina)	Alarma	Allarme
Vitamina B3 (niacina, vitamina PP)	Vitamina B3 (niacina, vitamina PP)	Almacenaje	Deposito (magazzino)
Vitamina B4 (adenina)	Vitamina B4 (adenina)	Almohada	Cuscino
Vitamina B5 (ácido pantoténico)	Vitamina B5 (acido pantotenico, vitamina W)	Almohada de posicionamiento	Posizionatore
Vitamina B6 (piridoxina)	Vitamina B6 (piridossina)	Almuerzo	Pranzo
Vitamina B7 (inositol)	Vitamina B7 (inositolo)	Ambulancia	Autoambulanza
Vitamina B8 (biotina)	Vitamina B8 (biotina)	Amputación	Amputazione
Vitamina B9 (ácido fólico)	Vitamina B9 (acido folico)	Andador	Deambulatore (tutore per disabili)
Vitamina B10 (vitamina R)	Vitamina B10 (vitamina R)	Anestesia	Anestesia
Vitamina B11 (vitamina S)	Vitamina B11 (vitamina S)	Anestesia general	Anestesia generale
Vitamina B12 (ciancobalamina)	Vitamina B12 (cobalamina)	Anestesia local	Anestesia locale
Vitamine C (enantiómero L de ácido ascórbico)	Vitamina C (acido L-ascorbico)	Aparato respiratorio	Respiratore
		Apósito	Fasciatura (bendaggio)
		Armario	Armadio (credenza)
		Artrodesis	Artrodesi
		Asistencia (cuidado)	Assistenza infermieristica
		Aspirador	Aspiratore di secreti
		Atención primaria de salud	Assistenza sanitaria primaria

Audífono	Apparecchio acustico	Consultorio de médico	Ufficio del medico
Autopsia	Autopsia	Contagioso	Contagioso
Bolsa Ambú de ventilación manual	Pallone autoespandibile		(infettivo)
		Corona	Corona
Botiquín de primeros auxilios	Cassetta di pronto soccorso	Crío-extracción	Crioestrazione
		Cuarentena	Quarantena
By-pass	Bypass	Cuarto de baño	Bagno
Cadáver	Cadavere (salma)	Cuarto del paciente	Camera di malato
Calendario de vacunación	Calendario vaccinale	Cubrecama (colcha, manta)	Coperta
Cama	Letto	Cubrezapatos	Sovrascarpe
Cambiarse	Cambiarsi		protettive
Camilla	Carrello	Cuidados intensivos	Terapia intensiva
Camilla enrollable	Barella (lettiga)	Cuidados semi-intensivos	Terapia semi-intensiva
Camisón	Camicia da notte		
Cánula	Cannula	Darse un baño	Lavare (fare il
Cánula nasal	Cannula nasale		bagno)
Cánula orofaríngea (tubo de Mayo, cánula de Guédel)	Cannula oro-faringea	Defecación	Defecazione
		Dentista	Dentista
		Depósito de cadáveres (morgue)	Obitorio (mortorio)
Cardiología	Cardiologia	Dermatología	Dermatologia
Catéter	Catetere	Desayuno	Colazione
Catéter de succión	Tubo d'aspirazione	Desfibrilación	Defibrillazione
Catéter urinario	Catetere vescicale	Desfibrilador	Defibrillatore
Causa de muerte	Causa di morte	Desfibrilador manual	Defibrillatore manuale
Cauterización	Cauterizzazione		
Cena	Cena	Determinación del tiempo de muerte	Proclamazione del tempo della morte
Centro médico	Centro di medicina		
Cerrar	Chiudere	Diagnóstico	Diagnosi
Circuncisión	Circoncisione	Diálisis	Dialisi
Cirugía	Chirurgia	Diálisis de hígado	Dialisi epatica
Cirugía del oído medio (stapedectomía)	Intervento chirurgico dell'orecchio medio (stapedectomia)	Diálisis renal	Dialisi renale
		Digestión	Digestione
		Dinamómetro	Dinamometro
Cirugía del tálamo (talamotomía)	Intervento chirurgico delle connessioni talamiche (talamotomia)	Donación de sangre	Donazione del sangue
		Donante	Donatore/donatrice
		Drenaje	Drenaggio
Cirugía estética de la nariz (rinoplastia)	Procedura di chirurgia plastica del naso (rinoplastica)	Drenaje postural	Drenaggio posturale
		Ejercicio	Esercizio
		Ejercicios de Kegel	Esercizi di Kegel
Cirugía estética de los párpados (blefaroplastia)	Procedura di chirurgia plastica della palpebra (blefaroplastica)	Ejercicios de respiración	Esercizi di respirazione
		Electrocirugía	Elettrochirurgia
		Electrodo	Elettrodo
Cirugía estética de los senos (mamoplastia)	Procedura di chirurgia plastica del seno (mastoplastica)	Electroterapia	Elettroterapia
		Elevador	Ascensore
Cirugía estética del abdomen (abdominoplastia)	Procedura di chirurgia plastica dell'addome (addominoplastica)	Empaste (emplomadura)	Otturazione odontoiatrica
		Enfermera	Infermiera /infermiere
Cirugía laparoscópica	Chirurgia laparoscopica	Enfermería	Ambulanza
Citología	Citologia	Entrenamiento del equilibrio	Esercizi di equilibrio
Colchón	Materasso		
Colchón al vácio	Materassino a depressione	Escalpelo	Scalpello
		Escayola de inmovilización	Bendaggio gessato
Collar cervical	Collare cervicale	Escupir	Sputare
Comedor	Sala da pranzo (cenàcolo)	Esponja	Spugna
		Estéril	Sterile

Esterilización	Sterilizzazione
Esterilización quirúrgica masculina (vasectomía)	Vasectomia
Esterilizatióm quirúrgica femenina (ligadura de trompas)	Chiusura delle tube
Estetoscopio	Stetofonendoscopio
Estiramiento de la cara (ritidectomía)	Lift facciale (ritidectomia)
Exodoncia dental	Estrazione del dente
Exteriorización de una parte de intestino a través de la cavidad abdominal (colostomía)	Formazione chirurgica di stomia (colostomia)
Extirpación quirúrgica de la glándula tiroides (tiroidectomía)	Asportazione chirurgica della tiroide (tiroidectomia)
Extirpación quirúrgica de la laringe (laringectomía)	Asportazione chirurgica della laringe (laringectomia)
Extirpación quirúrgica de la próstata (prostatectomía)	Asportazione chirurgica della prostata (prostatectomia)
Extirpación quirúrgica de las adenoides (adenoidectomía)	Asportazione chirurgica delle adenoidi (adenoidectomia)
Extirpación quirúrgica de las hemorroides (hemorroidectomía)	Asportazione chirurgica delle emorroidi (emorroidectomia)
Extirpación quirúrgica de los fibromas uterinos (miomectomía)	Asportazione chirurgica di fibromi nell'utero (miomectomia)
Extirpación quirúrgica de parte de una vértebra (laminectomía)	Asportazione chirurgica della lamina di vertebre (laminectomia)
Extirpación quirúrgica de un aneurisma (aneurismectomía)	Asportazione chirurgica della sacca aneurismatica (aneurismectomia)
Extirpación quirúrgica de un lóbulo de un órgano (lobectomía)	Asportazione chirurgica di struttura lobale di un organo (lobectomia)
Extirpación quirúrgica de una glándula suprarrenal (adrenalectomía)	Asportazione chirurgica di uno o etrambi surreni (surrenectomia, adrenalectomia)
Extirpación quirúrgica del apéndice cecal (apendicectomía)	Asportazione chirurgica dell'appendice (appendicectomia)
Extirpación quirúrgica del bazo (esplenectomía)	Asportazione chirurgica della milza (splenectomia)
Extirpación quirúrgica del estómago (gastrectomía)	Asportazione chirurgica dello stomaco (gastrectomia)
Extirpación quirúrgica del páncreas (pancreatectomía)	Asportazione chirurgica del pancreas (pancreatectomia)
Extirpación quirúrgica del testículo (orquidectomía)	Asportazione chirurgica del testicolo (orchiectomia)
Extirpación quirúrgica del timo (timectomía)	Asportazione chirurgica del timo (timectomia)
Extracción quirúrgica de la vesícula biliar (colecistectomía)	Asportazione chirurgica della colecisti (colecistectomia)
Extracción quirúrgica de las amígdalas (tonsilectomía)	Asportazione chirurgica delle tonsille (tonsillectomia)
Extracción quirúrgica de los cálculos (litotomía)	Asportazione chirurgica di calcolo (litotomia)
Extracción quirúrgica del útero (histerectomía)	Asportazione chirurgica dell'utero (isterectomia)
Fase de remisión	Remissione
Fisioterapeuta	Fisioterapista
Fisioterapia	Fisioterapia
Gabacha desechable	Camicia protettiva
Gel conductor	Gel elettro-conduttivo
Gérmenes	Germi
Gerontología	Gerontologia
Ginecología	Ginecologia
Goniómetro	Goniometro
Gorra desechable	Cuffietta protettiva
Guantes desechables	Guanti protettivi
Guardar cama	Riposo a letto
Hidroterapia	Idroterapia
Hospital	Ospedale (policlinico)
Implante de mama	Protese mammaria
Incisión quirúrgica de una articulación (artrotomía)	Apertura chirurgica di un articolazione (artrotomia)
Incisión quirúrgica en la tráquea (traqueotomía)	Incisione chirurgica della trachea (tracheotomia)
Infusión	Infusione

Inmovilizador de cabeza	Fermacapo
Inmunología	Immunologia
Intervención coronaria percutánea	Angioplastica coronarica
Intravenoso poste	Piantana portaflebo
Intubación	Intubazione
Inyección	Iniezione
Ir al servicio	Uso del gabinetto
Laringoscopio	Laringoscopio
Lavado gástrico	Lavanda gastrica
Lavandería	Lavanderia
Lavar	Sciacquare
Liposucción	Liposuzione
Lobotomía	Lobotomia
Luz	Luce
Manguito de presión arterial	Manicotto di sfigmomanometro
Maniobra de Heimlich	Manovra di Heimlich
Manta (cobija)	Schiavina
Marcapasos	Cardiostimolatore (stimolatore cardiaco)
Máscara de oxígeno	Maschera dell'ossigeno
Máscara de reanimación	Maschera per rianimazione
Máscara laríngea	Maschera laringea
Mascarilla desechable	Mascherina di protezione
Materia de desperdicio	Rottami
Medicina interna	Medicina interna
Médico	Dottore/dottoressa (medico)
Médico de cabecera	Medico di medicina generale (medico di famiglia)
Mesa (escritorio)	Tavolo (scrivania)
Mesa para cama	Carrello servitore
Mesilla de noche	Comodino
Micción	Urinazione
Monitor de signos vitales	Monitor per parametri vitali
Morder	Addentare
Morir	Morire
Mostrador de recepción	Accettazione
Muleta	Gruccia (stampella)
Neurología	Neurologia
Oncología	Oncologia
Operación quirúrgica	Operazione (intervento chirurgico)
Orinal	Vaso da notte (pitale)
Ortopedia	Ortopedia
Otorrinolaringología	Otorinolaringoiatria
Pabellón de enfermedades infecciosas	Reparto di malattie infettive
Paciente	Paziente (ammalato)
Palangana (ajofaina)	Secchia
Palpación	Palpazione
Pantuflas	Ciabatte
Papelera	Pattumiera
Patología	Patologia
Pediatría	Pediatria
Percusión	Percussione
Pesario	Pessario
Pijama (piyama)	Pigiama
Pinzas	Pinzette
Posición de Trendelenburg	Posizione di Trendelenburg
Primeros auxilios	Primo soccorso
Protectores talón/codo antiescaras	Talloniere e gomitiere antidecubito
Prótesis dental	Protesi dentale
Psicólogo	Psicologo
Psiquiatría	Psichiatria
Puerta	Porta
Pulidor de los dientes	Pulitura dei denti
Purificación	Purificazione
Quimioterapia	Chemioterapia
Quirófano	Sala operatoria
Radiación	Radiazione
Radiología	Radiologia
Reanimación	Rianimazione
Receptor de un órgano	Ricevente di trapianto
Recuperación	Guarigione (ristabilimento)
Régimen (dieta)	Dieta (regime dietetico)
Rehabilitación	Riabilitazione
Remoción quirúrgica de seno (mastectomía)	Asportazione chirurgica della mammella (mastectomia)
Reponerse (recuperarse)	Sanare (guarire, recuperare)
Resección transuretral de la próstata	Resezione transuretrale della prostata
Respiración artificial	Respirazione artificiale
Rinología	Rinologia
Sábana	Lenzuolo
Sábana de hule para la incontinencia	Proteggi materasso cerato
Sala (pabellón)	Padiglione (reparto)
Sala de espera	Sala d'aspetto
Sala de neumología	Reparto polmonare
Sala de oftalmología	Reparto di oftalmologia

Seguro de salud	Assicurazione sanitaria
Servicio	Vaso sanitario
Servicios médicos de emergencia	Servizio di urgenza ed emergenza medica
Shunt	Shunt
Silla de evacuación	Sedia portantina
Silla de ruedas	Sedia a rotelle (carrozzella)
Sonda	Sonda
Sonda de alimentación	Sonda gastrica per nutrizione
Sonda de drenaje	Tubo di drenaggio
Sonda endotraqueal	Tubo endotracheale
Suturar la herida	Suturare la ferita
Taladro	Trapano (trivella)
Tanque de oxígeno	Serbatoio di ossigeno
Té	Tè
Terapeuta ocupacional	Terapista occupazionale
Tijeras	Forbici
Tracción	Trazione
Transfusión	Trasfusione
Trasplante	Trapianto
Tratamiento (terapia)	Terapia
Trauma	Trauma
Tubo de ensayo	Provetta
Unidad de cuidados intensivos	Stanza da terapia intensiva
Urología	Urologia
Vacunación	Vaccinazione (inoculazione)
Ventana	Finestra
Visita	Visita
Visitante	Ospite (visitatore /visitatrice)

EXÁMENES MÉDICOS — ESAMI MEDICI

Albúmina en la sangre	Seroalbumina
Amniocentesis	Amniocentesi
Análisis de aglutinación	Test di agglutinazione
Análisis de bilirrubina sérica	Test della bilirubina
Análisis de DNA	Analisi del DNA
Análisis del líquido cefalorraquídeo	Analisi del liquido cerebro-spinale
Análisis químico del jugo gástrico	Esame chimico di succo gastrico
Angiografía	Angiografia
Angiografía cerebral	Angiografia cerebrale
Angiografía de sustracción digital	Angiografia digitale a sottrazione
Angiografía espinal	Angiografia spinale
Angiografía por catéter	Angiografia con cateterismo
Angiografía pulmonar	Angiografia polmonare
Anoscopía	Anoscopia
Antibiograma	Antibiogramma
Antígeno carcinoembrionario	Antigene carcino-embrionario (CEA)
Antígeno prostático específico	Semenogelasi (antigene prostatico specifico)
Aortografía	Aortografia
Arteriografía	Arteriografia
Artrografía	Artrografia
Artroscopia	Artroscopia
Aspartato aminotransferasa (AST, transaminasa glutámico-oxalacética GOT)	Aspartato transaminasi (SGOT)
Audiometría	Audiometria
Audiometría del habla	Audiometria di discorso
Biligrafia intravenosa	Biligrafia venosa
Biopsia	Biopsia
Biopsia cerebral	Biopsia cerebrale (biopsia dei ventricoli cerebrali)
Biopsia de ganglio linfático	Biopsia del linfonodo
Biopsia de médula ósea	Biopsia del midollo osseo
Biopsia de piel	Biopsia cutanea
Biopsia de tiroides	Biopsia della tiroide
Biopsia endometrial	Biopsia endometriale
Biopsia estereotáctica	Biopsia stereotassica
Biopsia hepática	Biopsia epatica
Biopsia pleural	Biopsia pleurica
Biopsia renal	Biopsia renale
Broncografía	Broncografia
Broncoscopia	Broncoscopia
CA 19-9 (antígeno carbohidrato 19-9)	CA 19-9 (antigene carboidratico)
Campimetría (perimetría)	Perimetria
Captación tiroidea de 131 yodo	Test di captazione tiroidea dello iodio 131
Cardiotocografía	Cardiotocografia
Cariotipo	Cariotipo
Cateterismo cardíaco	Cateterismo cardiaco (angiocardiografia)
Cefalometría	Cefalometria
Cistografía	Cistografia
Cistoscopia	Cistoscopia
Colangiografía	Colangiografia
Colangiopancreatografía retrógrada endoscópica	Colangio-pancreatografia endoscopica retrograda

Colecistografía oral	Colecistografia orale	Electroneurografía	Elettroneurografia
Colonoscopia	Colonscopia	Electrorretinografía	Elettroretinografia
Colposcopia	Colposcopia	Endoscopia	Endoscopia
Comprobación del pulso	Misurazione del polso	Enema de bario con doble contraste	Indagini radiologiche del colon con clisma opaco a doppio contrasto
Concentración de glucosa en sangre	Concentrazione del glucosio nel plasma		
Concetración de hormonas tiroideas en sangre	Test di ormoni tiroidei nel sangue	Enteroscopia	Enteroscopia
Conización	Conizzazione	Ergometría	Ergometria (ECG sotto sforzo)
Coronariografía	Coronarografia	Escala de coma de Glasgow	Punteggio del coma di Glasgow
Craneografía	Craniografia	Esofagogastroduodenoscopia	Esofagogastroduodenoscopia
Cultivo	Coltura di microrganismi	Espermiograma	Spermiogramma
Cultivo de esputo	Coltura di sputo	Espirometría	Spirometria (pneumometria)
Cultivo de líquido cefalorraquídeo	Coltura del liquor	Examen de glucosa en orina	Glucosio nelle urine
Cultivo vaginal	Coltura vaginale		
Defecografía	Defecografia	Exámen dilatado de fundus	Esame del fundus oculi
Densitometría ósea	Densità minerale ossea	Examen ginecológico	Esame ginecologico
Dermatoscopia	Dermatoscopia (dermoscopia)	Exámenes bioquímicos de sangre	Test biochimici di sangue
Diagnóstico diferencial	Diagnosi differenziale	Exploración física de mama	Esame della mammella
Dilatación pupilar inducida por fármacos	Dilatazione delle pupille provocando con tropicamide	Exudado faríngeo	Coltura di gola
Ecocardiografía	Ecocardiografia	Flebografía	Flebografia
Ecocardiografía doppler	Ecocardiografia doppler	Fluoroscopia	Fluoroscopia
Ecoencefalografia	Ecoencefalografia	Fosfatasa alcalina	Fosfatasi alcalina totale
Ecografía abdominal (ultrasonido abdominal)	Ecografia addominale	Gammagrafía de bazo con tecnecio 99m	Scintigrafia splenica con tecnezio -99m
Ecografía de páncreas (ultrasonido de páncreas)	Ecografia pancreatica	Gammagrafía hepatobiliar con tecnecio 99m	Scintigrafia epatobiliare con tecnezio -99m
Ecografía de la tiroides (ultrasonido de la tiroides)	Ecografia della tiroide	Gammagrafía ósea	Scintigrafia ossea
Ecografía de mama (ultrasonido de mama)	Ecografia mammaria	Gammagrafía pulmonar	Scintigrafia polmonare
Ecografía de vesícula y vías biliares	Ecografia colecisti e vie biliari	Gammagrafía renal	Scintigrafia renale
Ecografía hepática (ultrasonido hepático)	Ecografia epatica	Gammagrafía tiroidea	Scintigrafia tiroidea
Ecografía renal (ultrasonido renal)	Ecografia renale	Gastroscopia	Gastroscopia
Electrocardiografía (ECG, EKG)	Elettrocardiografia	Gonioscopia	Gonioscopia
Electroencefalografía	Elettroencefalografia	Gravedad específica de la orina	Esame delle urine peso specifico
Electroforesis de proteínas séricas	Elettroforesi delle sieroproteine	HbsAg (antígeno de superficie de la hepatitis B)	HbsAg (antigene di superficie dell'epatite B)
Electromiografía	Elettromiografia	Hematocrito	Ematocrito
		Hemocultivo	Emocoltura
		Hemograma (conteo sanguíneo completo)	Emocromo (analisi del sangue, esame emocromocitometrico)
		Histerosalpingografía	Isterosalpingografia
		Histeroscopia	Isteroscopia

Imagen por resonancia magnética (IRM)	Imaging a risonanza magnetica (risonanza magnetica tomografica)
Imagen por resonancia magnética funcional (IRMf)	Risonanza magnetica funzionale
Laboratorio	Laboratorio
Laparoscopia	Laparoscopia
Laringoscopia	Laringoscopia
Linfografía	Linfangiografia (linfografia)
Magnetoencefalografía	Magnetoencefalografia
Mamografía	Mammografia (mastografia)
Manometría esofágica	Manometria esofagea
Marcador biológico	Biomarcatore
Marcador tumoral	Marker tumorale
Marcador tumoral CA 125	CA 125 (antigene di carcinoma 125)
Mediastinoscopia	Mediastinoscopia
Medicina nuclear	Medicina nucleare
Medio de contraste	Mezzo di contrasto
Mielografía	Mielografia
Mielografía cervical suboccipital	Mielografia sotto-occipitale
Mielografía lumbar	Mielografia lombare
Monitorización de la presión arterial	Misurazione della pressione arteriosa
Neumoencefalografía	Pneumoencefalografia
Nitrógeno ureico en sangre (BUN)	Azoto ureico nel sangue (BUN)
Oftalmoscopia	Oftalmoscopia
Otoscopía	Otoscopia
Pelvigrafía	Pelvigrafia
Pelvimetria	Pelvimetria
Pielografía retrógrada	Pielografia retrograda
Pletismografía	Pletismografia
Polisomnografía	Polisonnografia
Presión venosa central	Pressione venosa centrale
Proteínas en la orina	Proteine nelle urine
Prueba de aclaramiento de urea sanguínea	Urea clearance (clearance dell'urea)
Prueba de alfa-fetoproteína	Test alfa-fetoproteina
Prueba de Coombs indirecta	Test di Coombs indiretto
Prueba de gases en la sangre	Analisi dei gas nel sangue (emogas analisi)
Prueba de la bencidina	Prova della benzidina
Prueba de la fenolsulfonftaleína	Test alla fenolsulfonftaleina
Prueba de la función hepática con bromosulfaleína	Test dela bromosulfaleina di funzionalità epatica
Prueba de Papanicolau	Test di Papanicolaou (Pap test)
Prueba de Weber	Prova di Weber
Prueba del aliento con urea	Test del respiro (urea breath test)
Prueba rápida para estreptococo	Test rapido dello streptococco
Pruebas de embarazo	Test di gravidanza
Pruebas de función hepática	Test di funzionalità epatica
Pruebas de laboratorio	Esami di laboratorio
Pruebas de serología	Esami sierologici
Punción aspiración con aguja fina	Agoaspirato (biopsia mediante ago sottile)
Punción lumbar	Puntura lombare (rachicentesi)
Punción suboccipital	Puntura suboccipitale
Punción transtorácica aspirativa con aguja ultrafina	Agoaspirato polmonare percutaneo transtoracico
Radiografía	Radiografia
Radiografía de esófago, estómago y duodeno tomada con comida baritada	Radiografia gastroduodenale con pasto baritato
Radiografía de hueso (radiografía ósea)	Radiografia ossea
Radiografía de la columna vertebral (radiografía vertebral)	Radiografia della colonna vertebrale
Radiografía de tórax	Radiografia del torace
Radiografía dental	Radiografia dentale
Rectoscopia	Rettoscopia
Reflejo patelar	Riflesso patellare
Refractomería	Rifrattometria
Sialografía	Sialografia (scialografia)
Sigmoidoscopia	Sigmoidoscopia
Tacto rectal	Esplorazione rettale
Test cutaneos de alergia (prick)	Test cutaneo per le allergie "prick test"
Test de Mantoux (PPD)	Mantoux test
Test de tolerancia oral a la glucosa	Test orale di tolleranca al glucosio (OGTT, curva da carico orale da glucosio)
Test de Waaler-Rose	Rose Waaler test

Tiempo de protrombina	Tempo di protrombina	Cardiotocografía	Cardiotocografia
Tiempo de tromboplastina parcial activado	Tempo di tromboplastina parziale	Cesárea	Taglio cesareo
		Ciclo menstrual	Ciclo mestruale
		Conducto mamario (conducto galactóforo)	Dotto galattoforo
Tímpanocentesis	Timpanocentesi		
Timpanometría	Timpanometria	Contracción de Braxton Hicks	False contrazioni (contrazioni di Braxton Hicks)
Tomografía	Tomografia		
Tomografía computada	Tomografia computerizzata (TC)	Contracciones del trabajo de parto (contracciones uterinas)	Contrazioni del travaglio
Tomografía por emisión de positrones	Tomografia ad emissione di positroni		
Tonometría	Tonometria	Cordocentesis	Cordocentesi
Toracoscopia	Toracoscopia	Cordón umbilical	Funicolo ombelicale
Ultrasonido focalizado de alta intensidad (HIFU)	Ultrasuono ad alta intensità focalizzato	Coriocarcinoma	Coriocarcinoma
		Corion	Corion (corio)
		Cortar	Tagliare (intersecare)
Ultrasonografía (ecografía)	Ecografia	Cuatrillizos	Quattro gemelli
		Cuello	Collo
Ureteroscopía	Ureteroscopia	Depresión postparto (depresión postnatal)	Depressione post-partum
Uretrografía	Uretrografia		
Urobilinógeno en orina	Urobilinogeno nelle urine		
		Desangramiento (hemorragia)	Emorragia
Urocultivo	Urinocoltura		
Urografía	Urografia	Desprendimiento prematuro de placenta	Distacco di placenta (abruptio placentae)
Urografía intravenosa	Urografia intravenosa (pielografia intravenosa)		
		Diabetes gestacional	Diabete gestazionale
		Dilatación del cuello uterino	Dilatazione della cervice uterina
Velocidad de sedimentación globular	Velocità di eritrosedimentazione	Donación de ovocitos	Ovodonazione
		Duración de las contracciones uterinas	Durata di contrazioni
Ventriculografía	Ventricolografia		
Volumen residual de orina	Volume urinario residuo	Duración del embarazo	Durata della gravidanza
		Eclampsia	Eclampsia
EMBARAZO Y OBSTETRICIA	**GRAVIDANZA ED OSTETRICIA**	Edema (hidropesía)	Edema
		Embarazo	Gravidanza (gestazione)
Aborto espontáneo	Aborto spontaneo		
Aborto habitual	Aborto abituale	Embarazo ectópico	Gravidanza ectopica
Aborto inducido	Interruzione di gravidanza (aborto)	Embarazo múltiple	Gravidanza gemellare
Agentes teratogénicos	Rischio teratogenico	Embrión	Embrione
		Empujar	Spingere
Amniocentesis	Amniocentesi	Enfermedad de Hirschsprung (megacolon agangliónico)	Malattia di Hirschsprung (ostruzione del colon congenita)
Amnioscopia	Amnioscopia		
Anomalías fetales	Anomalie di sviluppo fetale (anomalie fetali)		
		Enfermedad hemolítica del recién nacido (eritroblastosis fetal)	Eritroblastosi fetale (malattia emolitica del neonato)
Aspirador al vacío	Aspiratore a vuoto		
Ausencia de la menstruación (amenorrea)	Assenza di mestruazioni (amenorrea)		
Baby blues (leve depresión post parto)	Sindrome del terzo giorno (baby blues)	Episiotomía	Episiotomia
		Espermatozoide	Spermatozoo
Banco de semen	Banca del seme	Estrógeno de la placenta	Estrogeno placentare
Blastocisto	Blastocisti		
Cabeza	Testa	Etapas del parto	Fase del parto
Canal del parto	Canale del parto		

Excesiva producción de saliva (hipersalivación)	Produzione di saliva eccessiva (ipersalivazione)	Infección de las membranas placentarias (corioamnionitis)	Infiammazione del sacco amniotico (corioamniosite)
Expulsión de la placenta	Espulsione della placenta	Infecciones TORCH	Complesso TORCH
Expulsión del producto	Espulsione del feto	Infertilidad	Sterilità
		Inflamación de la vejiga urinaria (cistitis)	Infiammazione della vescica urinaria (cistite)
Extracción quirúrgica del útero (histerectomía)	Asportazione chirurgica dell'utero (isterectomia)	Inseminación artificial	Fecondazione assistita (fecondazione artificiale)
Eyaculación	Eiaculazione		
Fármaco utilizado para suprimir el trabajo de parto prematuro (tocolítico)	Farmaco con lo scopo di arrestare le contrazioni uterine (tocolisi)	Intensidad de contracciones uterinas	Intensità di contrazione
		Inyección intracitoplasmática de espermatozoides	Iniezione intracitoplasmatica dello spermatozoo
Fármacos abortivos	Farmaci abortivi	Lactancia	Lattazione
Fecundación (fertilización)	Concezione	Legrado	Raschiamento (curetage)
Fecundación in vitro	Fertilizzazione in vitro	Líquido amniótico	Liquido amniotico
Feto	Feto	Litopedion	Lithopedion
Feto posición transversal	Posizione del feto trasversale	Loquios	Lochi
Fetoscopia	Fetoscopia	Macrosomía fetal	Macrosomia fetale
Fiebre puerperal	Febbre puerperale	Madre	Madre
Folículo de Graaf	Follicolo di Graaf	Madre de alquiler	Surrogazione di maternità
Fórceps	Forcipe		
Frecuencia de las contracciones uterinas	Frequenza di contrazioni uterine	Malformaciones uterinas	Anomalie uterine
Gemelos	Gemelli	Mama	Mammella
Gemelos dicigóticos (mellizos)	Gemelli fraterni (gemelli dizigoti)	Mastitis puerperal	Mastite puerperale
		Matrona (matrón)	Ostetrica (levatrice)
Gemelos monocigóticos	Gemelli identici (gemelli monozigoti)	Meconio	Meconio
		Menopausia	Menopausa
Ginecología	Ginecologia	Menstruación (período)	Mestruazione
Gonadotropina coriónica	Gonadotropina corionica	Microcefalia	Microcefalia
Himen	Imene	Mifepristona	Mifepristone
Hiperemia del ovario	Iperemia dell'ovaio	Mórula	Morula
		Mucosa interior del útero (endometrio)	Mucosa interna dell'utero (endometrio)
Hiperplasia endometrial	Iperplasia endometriale	Muestra de vellosidades coriónicas	Villocentesi
Hipertrofia del útero	Ipertrofia dell'utero		
Hipotrofia fetal	Ipotrofia fetale	Multigrávida	Pluripara
Hospital de maternidad	Clinica ostetrica	Nacido muerto	Nato morto
		Nalga	Culatta (deretano)
Implatación	Impianto	Náusea	Nausea
Incontinencia urinaria	Incontinenza urinaria	Neonato (recién nacido)	Neonato
Incremento de la presión sanguínea (hipertensión)	Ipertensione arteriosa sistemica	Neonatología	Neonatologia
		Obstetricia	Ostetricia
		Ombligo (pupo)	Ombelico
Incubadora	Incubatrice	Ovario	Ovaia (ovario)
Infección	Infezione	Ovogénesis	Ovogenesi
		Ovulación	Ovulazione
		Óvulo	Uovo
		Padre	Padre
		Padre (primario)	Genitore

Padre biológico	Genitore biologico	Trompa de Falopio	Ovidotto (ovidutto)
Pañal	Pannolino	(tuba uterina,	
Parto	Parto	oviducto)	
Parto a término	Parto a termine	Ultrasonografía	Ecografia
Parto en agua	Parto nell'acqua	(ecografía)	
Parto patológico	Parto patologico	Útero (matriz, seno	Utero
Parto postérmino	Parto post-termine	materno)	
Parto pretérmino	Parto pretermine	Vagina	Vagina
Parto prolongado	Parto prolungato	Vellosidades	Villi coriali
Pelvimetría	Pelvimetria	coriónicas	
Pelvis contraída	Pelvi ristretto	Venas varicosas de	Varici degli arti
Perfil biofísico fetal	Profilo biofisico fetale	las piernas	inferiori
		Viabilidad de	Sopravvivenza di
Peritonitis meconial	Peritonite da meconio	espermatozoides	spermatozoo
Peso al nacer	Peso di neonato		
Pezón	Capezzolo		
pH-metría fetal	pH-metria fetale		
Pielonefritis	Pielonefrite		
Placenta	Placenta		
Placenta accreta	Placenta accreta		
Placenta previa	Placenta previa		
Plagiocefalia	Plagiocefalia		
Posición de nalgas	Posizione podalica del feto		
Preeclampsia	Preeclampsia (gestosi)		
Primigesta	Primipara		
Progesterona	Progesterone		
Progesterona de placenta	Progesterone placentare		
Prolactina	Prolattina		
Prolapso del cordón umbilical	Prolasso del funicolo ombelicale		
Psicosis postparto	Psicosi post-partum		
Recién nacido pretérmino	Neonato pretermine		
Reproducción asistida	Procreazione assistita		
Respiración	Respirazione		
Retención de orina	Ritenzione urinaria		
Ruptura de membrana	Rottura delle membrane		
Ruptura prematura de membrana	Rottura precoce delle membrane		
Sacaleches	Pompa tiralatte		
Saco amniótico	Amnios		
Sala de partos	Sala parto		
Semen (esperma)	Seme (sperma)		
Sepsis puerperal	Sepsi puerperale		
Signo de Chadwick	Segno del Chadwick (tinta bluastra alla vagina)		
Síndrome de aspiración de meconio	Sindrome da aspirazione di meconio		
Succión	Suzione		
Talla de un neonato	Lunghezza di neonato		
Tocólogo (obstetra)	Ostetrico		
Traslucencia nucal	Translucenza nucale		

DIZIONARIO MEDICO PER I VIAGGIATORI

Italiano - Spagnolo

NUMERI	NÚMEROS
Zero	Cero
Uno	Uno
Due	Dos
Tre	Tres
Quattro	Cuatro
Cinque	Cinco
Sei	Seis
Sette	Siete
Otto	Ocho
Nove	Nueve
Dieci	Diez
Undici	Once
Dodici	Doce
Tredici	Trece
Quattordici	Catorce
Quindici	Quince
Sedici	Dieciséis
Diciassette	Diecisiete
Diciotto	Dieciocho
Diciannove	Diecinueve
Venti	Veinte
Ventuno	Veintiuno
Ventidue	Veintidós
Trenta	Treinta
Quaranta	Cuarenta
Cinquanta	Cincuenta
Sessanta	Sesenta
Settanta	Setenta
Ottanta	Ochenta
Novanta	Noventa
Cento	Cien
Centouno	Ciento uno
Centoventitre	Ciento veintitrés
Duecento	Doscientos
Trecento	Trescientos
Quattrocento	Cuatrocientos
Cinquecento	Quinientos
Seicento	Seiscientos
Settecento	Setecientos
Ottocento	Ochocientos
Novecento	Novecientos
Mille	Mil
Duemila	Dos mil
Un milione	Millón
Un miliardo	Mil millones (miliarda)

ORIENTAMENTO NEL TEMPO	ORIENTACIÓN EN EL TIEMPO
Ieri	Ayer
Oggi	Hoy
Domani	Día de mañana
Anno	Año
Mese	Mes
Settimana	Semana
Giorno	Día
Ora	Hora
Minuto	Minuto
Secondo	Segundo
Mattina	Mañana
Pomeriggio	Tarde
Sera	Anochecer
Notte	Noche

ORIENTAMENTO NELLO SPAZIO	ORIENTACIÓN EN EL ESPACIO
Su	Arriba
In basso	Abajo
Sinistra	Izquierda
Destra	Derecha
Davanti	Enfrente
Dietro	Detrás
Dentro	Dentro
Fuori	Fuera

GLI ACCIDENTI, CATASTROFI E ANGOSCIA	ACCIDENTES, CATÁSTROFES Y ANGUSTIA
Accidente nucleare	Accidente nuclear
Acqua	Agua
Affondamento della nave	Hundimiento de un barco
"Aiuto!"	"¡Socorro!"
Allarme	Alarma
Annegamento	Ahogamiento
Annegato	Ahogado
Arma	Arma
Arma atomica	Arma atómica
Arma bianca	Arma blanca
Arma biologica	Arma biológica
Arma chimica	Arma química
Arma convenzionale	Arma convencional
Arma da fuoco	Arma de fuego
Arma di distruzione di massa	Armas de destrucción masiva
Arma nucleare	Arma nuclear
Arma nucleare strategica	Arma nuclear estratégica
Arma nucleare tattica	Arma nuclear táctica
Armi laser	Arma láser
Armi nucleari, biologiche e chimiche (NBC)	Armas atómicas, biológicas y químicas (ABQ)
Attacco dei pirati	Ataque de piratas
Attacco di squalo	Ataque de tiburón
Attacco fisico	Asalto físico
Attaco	Ataque
Attentato terroristico	Ataque terrorista
Banchisa (ghiaccio marino, banchiglia)	Banquisa (hielo marino)
Batterio	Bacteria
Boa di salvataggio	Boya salvavidas
Bomba	Bomba

Bomba al cobalto	Bomba de cobalto
(bomba gamma,	
bomba G)	
Bomba al neutrone	Bomba de neutrones
(bomba N)	(bomba N)
Bomba all'idrogeno	Bomba de hidrógeno
(bomba H)	(bomba H)
Bomba atomica	Bomba atómica
(bomba A)	(bomba A)
Bomba sporca	Bomba sucia
Bufera di neve	Nevasca (ventisca de
(nevicata)	nieve)
Cadutta (cascata)	Caída
Campo minato	Campo minero
Campo per rifugiati	Campamento para
	refugiados
Cane da ricerca e	Perro de búsqueda y
salvataggio	rescate
Cellula terroristica	Célula terrorista
Chiamata di aiuto	Llamada de socorro
Collisione	Colisión
Colpo (botta)	Golpe
Colpo di calore	Golpe de calor
Combattimento	Pelea
Cordone	Cuerda
Difesa civile	Protección civil
Elicottero	Helicóptero
Eliminazione di	Desminado
mine (sminamento)	(eliminación de
	minas)
Epidemia	Epidemia
Eruzione vulcanica	Erupción volcánica
Esplosione	Explosión
Esplosivo	Explosivo
Fiume	Río
Folgorazione	Choque eléctrico
(elettrocuzione)	
Fuoco	Fuego
Gas tossico	Gas tóxico
Ghiacciaio	Témpano de hielo
Ghiaccio	Hielo
Giubbotto di	Chaleco salvavidas
salvataggio	
Grotta	Cueva
Guerra	Guerra
Incaglio di nave	Encallamiento de
	barco
Incendio (fuoco)	Incendio (fuego)
Incidente aereo	Accidente de
	aviación
Incidente di traffico	Accidente de tráfico
Incidente stradale	Accidente
	automovilístico
	(siniestro de tráfico)
Incursione area	Ataque aéreo
Infortunio	Accidente doméstico
domestico	
Infortunio sul	Accidente laboral
lavoro	
Inondazione	Inundación
Inquinamento	Polución química
chimico	

Invasione	Invasión
Lago	Lago
Lava	Lava
Macerie (rovine)	Ruinas
Mare	Mar
Mina	Mina
Mina navale	Mina marina
Mina terrestre	Mina terrestre
Montagna	Montaña
Nave	Barco
Neurotossina	Neurotoxina
Neve	Nieve (zapada)
Omicidio	Homicidio
(uccisione)	(asesinato)
Onda di marea	Ola de marea
Ostaggio	Rehén
Pallottola	Bala
Pandemia	Pandemia
Paracadute	Paracáidas
Percossa dal	Trueno
fulmine	
Pirata	Pirata
Plutonio	Plutonio
Radiazione	Radiación
Rapimento	Secuestro
Rapina	Robo
Relitto	Buque naufragado
Ricerca	Búsqueda
Rifugiato	Refugiado
Rifugio	Abrigo
Roccia	Roca
Rompighiaccio	Rompehielos
Salvataggio	Salvamento
Salvataggio navale	Salvamento
	marítimo
Salvatore	Salvador
	(rescatador)
Schiavitù	Esclavitud
(prigionia)	
Scialuppa	Bote salvavidas
Scoria nucleare	Desechos nucleares
(scoria radioattiva)	
Segnale di allarme	Señal de alarma
Shrapnel	Metralla
SOS richiesta	Llamada de SOS
Squadra di ricerca e	Equipo de búsqueda
salvataggio	y rescate
Suicidio	Suicidio
Tempesta	Tormenta
	(tempestad)
Tempesta di sabbia	Tormenta de arena
Terra	Tierra
Terremoto	Terremoto
Terrorista	Terrorista
Test nucleare	Prueba nuclear
	(ensayo nuclear)
Tifone	Tifón
Traffico di esseri	Trata de personas
umani	
Tromba marina	Managa de agua
	(tromba marina)
Tsunami	Tsunami (maremoto)

Uragano	Huracán	Bacino	Pelvis
Uranio	Uranio	Barccio	Parte superior del
Uranio arricchito	Uranio einriquecido		brazo
Valanga	Avalancha	Base del cranio	Base del cráneo
Violenza sessuale	Violación	Bicipite femorale	Músculo bíceps
Virus	Virus		crural
Vittima	Víctima	Bile	Bilis
		Bilirubina	Bilirrubina
	PARTES DEL	Bocca	Boca
PARTI DEL	**CUERPO**	Borsa sierosa	Bursa (bolsa
CORPO UMANO	**HUMANO**		sinovial)
		Braccio	Brazo
Acetilcolina	Acetilcolina	Bronchiolo	Bronquiolo
Acido	Ácido	Bronco	Bronquio
desossiribonucleico	desoxirribonucleico	Bulbo (midollo	Bulbo raquídeo
(DNA)		allungato, encefalo)	(médula oblongada,
Acido gastrico	Ácido gástrico		miencéfalo)
Acido ribonucleico	Ácido ribonucleico	Bulbo oculare	Globo ocular
(ARN)	(ARN)	Calcagno	Calcáneo
Addome (ventre,	Abdomen (panza)	Calcitonina	Calcitonina
pancia)		Canale di Schlemm	Canal de Schlemm
Adenoipofisi	Adenohipófisis	Canale naso-	Conducto
Adrenalina	Adrenalina	lacrimale	nasolagrimal
Agglutinine	Aglutinina	Canino	Canino (diente
Agglutinogeno	Aglutinógeno		colmillo)
Albumina	Albúmina	Capelli	Cabello
Aldosterone	Aldosterona	Capezzolo	Pezón
Alveolo	Alvéolo	Capillare	Capilar
Amminoacido	Aminoácido	Capsula articolare	Cápsula articular
Ammoniaca	Amoníaco	Carboidrato	Carbohidrato
Anello cartilagineo	Cartílago circoides	(glucide)	
Ano	Ano	Carpo	Carpo
Anulare	Dedo anular	Cartilagine	Cartílago
Aorta	Aorta	Cartilagine	Cartílago articular
Aorta addominale	Aorta abdominal	articolare	
Aorta toracica	Aorta torácica	Cassa del timpano	Cavidad timpánica
Aponeurosi	Aponeurosis	Catecolamina	Catecolamina
Appendice	Apéndice	Caviglia	Tobillo
vermiforme	vermiforme	Cavità orale	Cavidad bucal
	(apéndice cecal,		(cavidad oral)
	apéndice)	Cellula	Célula
Aracnoide	Aracnoides	Cemento	Cemento dental
Arteria	Arteria	Cerume	Cerumen (cerilla)
Arteria coronaria	Arteria coronaria	Cervelletto	Cerebelo
Arteria polmonare	Arteria pulmonar	Cervello	Cerebro
	(tronco pulmonar,	Cheratina	Queratina
	tronco de las	Ciglia	Pestaña
	pulmonares)	Cistifellea	Vesícula biliar
Arteriola	Arteriola	Clavicola	Clavícula
Articolazione	Articulación	Clitoride	Clítoris
Articolazione del	Articulación del	Coccige	Cóccix (coxis)
gomito	codo	Coclea	Cóclea (caracol)
Articolazione	Articulación de la	Coledoco	Vía biliar
dell'anca	cadera	Colesterolo	Colesterol
Articolazione della	Articulación del	Collagene	Colágeno
spalla	hombro	Collo	Cuello
Arto inferiore	Miembro inferior	Colonna vertebrale	Columna vertebral
Ascella	Sobaco (axila)	Corda vocale	Cuerda vocal
Astrocita	Astrocito	Cornea	Córnea
Atrio	Aurícula cardíaca	Coroide	Coroides
	(atrio)	Corona del dente	Corona del diente
Avambraccio	Antebrazo		

55

Corpo luteo	Cuerpo lúteo (cuerpo amarillo)	Fronte	Frente
Corteccia cerebrale	Corteza cerebral	Gabbia toracica	Caja torácica
Corticosteroide	Corticosteroide	Gamba	Pierna
Corticosterone	Corticosterona	Gas	Gas
Corticotropina	Hormona	Gengiva	Encía
(ormone	adrenocorticotropa	Ghiandola	Glándula
adrenocorticotropo)	(corticotropina, corticotrofina)	Ghiandola bulbouretrale	Glándula bulbouretral
Cortisolo	Cortisol (hidrocortisona)	(ghiandola di Cowper)	(glándula de Cowper)
Cortisone	Cortisona	Ghiandola di Bartolini	Glándula de Bartolino
Coscia	Muslo (región femoral)	Ghiandola lacrimale	Glándula lagrimal
Costola (costa)	Costilla	Ghiandola pineale	Glándula pineal
Cotile (acetabolo)	Acetábulo	(epifisi)	(epífisis)
Cranio	Calavera (cráneo)	Ghiandola salivare	Glándula salival
Cristallino	Cristalino	Ghiandola sebacea	Glándula sebácea
Cuoio capelluto	Cuero cabelludo (capa capilar)	Ghiandola sudoripara	Glándula sudorípara
Cuore	Corazón	Ginocchio	Rodilla
Dendrite	Dendrita	Glande	Glande
Dente	Diente	Glicogeno	Glucógeno
Dente da latte	Diente de leche	Globulina	Globulina
Dentina	Dentina	Glomerulo	Glomérulo
Diencefalo	Diencéfalo	Glucagone	Glucagón
Digiuno	Yeyuno	Glucocorticoide	Glucocorticoide
Disco intervertebrale	Disco intervertebral	Glucosio	Glucosa
Dito del piede	Dedo del pie	Gola	Garganta
Dito della mano	Dedo de la mano	Gomito	Codo
Dito indice	Dedo índice	Gonade	Gónada
Dito medio	Dedo corazón	Gonadotropina	Gonadotropina
Dotto eiaculatore	Conducto eyaculador	Granulocita	Granulocito
Duodeno	Duodeno	Granulocita basofilo	Basófilo
Dura madre	Duramadre	Gruppo sanguigno	Grupo sanguíneo
(pachimeninge)		Gruppo sanguigno A	Grupo sanguíneo A
Elastina	Elastina		
Elettrolita	Electrolito	Gruppo sanguigno AB	Grupo sanguíneo AB
Emoglobina	Hemoglobina		
Eosinofilo	Eosinófilo	Gruppo sanguigno B	Grupo sanguíneo B
Epididimo	Epidídimo		
Eritrocita (globulo rosso)	Eritrocito (glóbulo rojo)	Gruppo sanguigno 0	Grupo sanguíneo 0
Esofago	Esófago	Guancia	Mejilla (carrillo)
Estradiolo	Estradiol	Ileo	Íleon
Estrogeno	Estrógeno	Imene	Himen
Falange	Falange	Immunoglobulina	Inmunoglobulina
Faringe	Faringe	Incisivo	Incisivo
Fascia muscolare	Fascia profunda	Incudine	Yunque
Fascio di His	Haz de His	Inguine	Ingle
Fattore Rh negativo	Factor Rh negativo	Insulina	Insulina
Fattore Rh positivo	Factor Rh positivo	Intestino	Intestin
Feci	Excrementos (heces)	Intestino crasso (colon)	Intestino grueso (colon)
Fegato	Hígado	Intestino tenue	Intestino delgado
Femore	Fémur	(piccolo intestino)	
Fibrina	Fibrina	Ipòfisi (ghiandola pituitaria)	Hipófisis (glándula pituitaria)
Fibrinogeno	Fibrinógeno		
Fibroblasto	Fibroblasto (célula fija)	Ipotalamo	Hipotálamo
Fluido corporale	Fluido corporal	Iride	Iris
Fosfolipide	Fosfolípido	Ischio	Isquión

Labbro	Labio
Lacrima	Lágrima
Laringe	Laringe
Legamento	Ligamento
Leucocita	Leucocito
Linfa	Linfa
Linfocita	Linfocito
Linfonodo	Ganglio linfático
Lingua	Lengua
Lipidi	Grasa
Liquido cefalorachidiano (liquor, liquido cerebrospinale)	Líquido cefalorraquídeo (líquido cerebrospinal)
Liquido extracellulare	Líquido intersticial (líquido tisular)
Liquido sinoviale (sinovia)	Líquido sinovial
Lombo	Espalda baja
Mammella	Mama
Mandibola	Mandíbula
Mano	Mano
Martello	Martillo (malleus)
Meato acustico esterno	Conducto auditivo externo
Melanina	Melanina
Melatonina	Melatonina
Membrana mucosa	Mucosa
Membrana sinoviale	Membrana sinovial
Meninge	Meninge
Menisco	Menisco
Mento	Barbilla (mentón)
Metacarpo	Metacarpo
Metatarso	Metatarso
Midollo cerebrale	Médula cerebral
Midollo osseo	Médula ósea
Midollo spinale	Médula espinal
Mignolo	Dedo meñique
Milza	Bazo
Mineralcorticoide	Mineralocorticoide
Miocardio	Miocardio
Molare	Molar
Monocita	Monocito
Muco	Moco
Mucosa gastrica	Mucosa estomacal
Muscolo	Músculo
Muscolo adduttore	Músculo aductor
Muscolo bicipite brachiale	Músculo bíceps braquial
Muscolo brachiale	Braquial anterior
Muscolo ciliare	Músculo ciliar
Muscolo deltoide	Músculo deltoides
Muscolo diaframma	Diafragma
Muscolo gluteo	Músculo glúteo
Muscolo grande pettorale	Músculo pectoral mayor
Muscolo intercostale	Músculo intercostal
Muscolo massetere	Músculo masetero
Musculo obliquo dell'addome	Músculo oblicuo del abdomen
Muscolo piccolo pettorale	Músculo pectoral menor
Muscolo quadricipite femorale	Músculo cuádriceps crural
Muscolo retto dell'addome	Músculo recto mayor del abdomen
Muscolo romboide	Músculo romboides
Muscolo sartorio	Músculo sartorio
Muscolo semimembranoso	Músculo semimembranoso
Muscolo semitendinoso	Músculo semitendinoso
Muscolo striato	Músculo estriado
Muscolo trapezio	Músculo trapecio
Muscolo tricipite del braccio	Músculo tríceps braquial
Muscolo tricipite della sura	Músculo tríceps sural
Narice	Narina
Naso	Nariz
Nervo	Nervio
Nervo cranico	Nervio craneal
Nervo ottico	Nervio óptico
Nervo spinale	Nervio espinal
Nervo vestibolococleare (nervo stato-acustico)	Nervio auditivo (nervio vestibulococlear, nervio estatoacústico)
Nodo atrioventricolare	Nódulo auriculoventricular
Noradrenalina	Noradrenalina
Nuca	Nuca
Occhio	Ojo
Ombelico	Ombligo (pupo)
Omero	Húmero
Orbita oculare	Órbita
Orecchio	Oído
Orecchio medio	Oído medio
Organo	Órgano
Ormone	Hormona
Ormone antidiuretico (vasopressina)	Hormona anidiurética (arginina vasopresina)
Ormone luteinizzante	Hormona luteinizante (lutropina)
Ormone melanotropo	Melanotropina
Ossitocina	Oxitocina
Osso	Hueso
Osso carpale	Hueso del carpo
Osso dell'anca	Hueso coxal
Osso etmoide	Hueso etmoides
Osso frontale	Hueso frontal
Osso iliaco	Ilion
Osso ioide	Hueso hioides
Osso lacrimale	Unguis (hueso lacrimal)

Osso mascellare	Hueso maxilar superior (maxila)	Radice del dente	Raíz del diente
Osso metacarpale	Hueso del metacarpo	Radio	Radio
Osso metatarsale	Hueso del metatarso	Rene	Riñón
Osso nasale	Hueso proprio de la nariz (hueso nasal)	Rètina	Retina
		Rotula (patella)	Rótula (patela)
Osso occipitale	Hueso occipital	Saliva	Saliva
Osso palatino	Hueso palatino	Sangue	Sangre
Osso parietale	Hueso parietal	Scapola (omoplata)	Omóplato (escápula)
Osso sesamoide	Hueso sesamoide	Scheletro	Esqueleto
Osso sfenoide	Hueso esfenoides	Scheletro della bocca	Quijada
Osso tarsale	Hueso del tarso	Schiena (dorso)	Espalda
Osso temporale	Hueso temporal	Schiena alto	Espalda superior
Osso zigomatico	Hueso cigomático (malar)	Sclera	Eclerótica
		Sebo	Sebo cutáneo
Ovaia	Ovario	Seno	Seno
Padiglione auricolare	Pabellón auricular (aurícula)	Sfintere	Esfínter
Palato	Paladar	Sigma (colon sigmoideo)	Colon sigmoide
Palato duro (volta palatina)	Paladar óseo	Sinapsi (bottone sinaptico)	Sinapsis
Palato molle	Úvula	Sistema nervoso parasimpatico	Sistema nervioso parasimpático
Palmo	Palma	Sistema nervoso simpatico	Sistema nervioso simpático
Palpebra	Párpado		
Pancreas	Páncreas	Smalto	Esmalte dental
Papilla gustativa	Papila gustativa	Somatotropina	Hormona de crecimiento somatotropa
Paratiroide	Glándula paratiroides		
Paratormone (ormone paratiroideo)	Parathormona (hormona paratiroidea, paratirina)	Sopracciglio	Ceja
		Spalla	Hombro
		Sperma	Semen (esperma)
		Spermatozoo	Espermatozoide
Parete addominale	Pared abdominal	Staffa (columella)	Estribo
Pelle (cute)	Piel	Sterno	Esternón
Pelo	Pelo	Stomaco	Estómago
Pene	Pene (falo)	Succo gastrico	Jugo gástrico
Pericardio	Pericardio	Succo intestinale	Jugo intestinal
Perineo	Periné (perineo)	Succo pancreatico	Jugo pancreático
Peritoneo	Peritoneo	Sudore	Sudor
Perone (fibula)	Peroné (fibula)	Surrene	Glándula suprarrenal
Pia madre	Piamadre	Talamo	Tálamo
Pianta del piede	Planta del pie	Tallone	Talón (calcañar)
Piede	Pie	Tarso	Tarso
Plasma	Plasma sanguíneo	Telencefalo (cervello)	Telencéfalo
Pleura (pleure)	Pleura		
Pleura parietale	Pleura parietal	Tempia	Sien
Pleura viscerale	Pleura visceral	Tendine	Tendón
Pollice	Dedo pulgar (pólice)	Tessuto	Tejido
Polmone	Pulmón	Tessuto adiposo	Tejido graso (tejido adiposo)
Polmoni	Pulmones		
Polpa dentaria	Pulpa dentaria	Tessuto muscolare liscio	Músculo liso
Polpaccio	Pantorrilla		
Polso	Muñeca	Testa	Cabeza
Pomo d'Adamo	Nuez de Adán	Testicolo	Testículo
Poro	Poro	Testosterone	Testosterona
Premolare	Premolar	Tibia	Tibia
Prepuzio	Prepucio	Timo	Timo
Progesterone	Progesterona	Timpano (membrana timpanica)	Tímpano
Prostata	Próstata		
Proteina	Proteína		
Pube (osso pubico)	Pubis	Tiroide	Tiroides
Pupilla	Pupila		

Tirotropina (ormone tireostimolante)	Tirotropina (TSH, hormona estimulante de la tiroides)
Tiroxina	Tiroxina (tetrayodotironina, T4)
Tonsille	Amígdala
Torace	Pecho
Trachea	Tráquea
Trigliceride	Triglicérido
Triiodotironina	Triiodotironina
Trombocita (piastrina)	Plaqueta (trombocito)
Tronco	Tronco
Tronco encefalico	Tronco del encéfalo
Tuba di Falloppio	Trompa de Falopio (tuba uterina, oviducto)
Ulna (cubito)	Cúbito (ulna)
Unghia	Uña
Uovo	Óvulo
Urea	Urea
Uretere	Uréter
Uretra	Uretra
Urina	Orina
Utero	Matriz (útero, seno materno)
Vagina	Vagina (colpos)
Valvola	Válvula
Valvola cardiaca	Válvula cardiaca (válvula de corazón)
Valvola mitrale (valvola bicuspide)	Válvula bicúspide (válvula mitral)
Valvola semilunare aortica	Válvula sigmoidea aórtica
Valvola tricuspide	Válvula tricúspide
Vaso linfatico	Vaso linfático
Vaso sanguigno	Vaso sanguíneo
Vena	Vena
Vena cava inferiore	Vena cava inferior
Vena cava superiore	Vena cava superior
Vena porta	Vena porta
Ventricolo	Ventrículo
Ventricolo cardiaco	Ventrículo cardíaco
Ventricolo cerebrale	Ventrículo cerebral
Venula	Vénula
Vertebra	Vértebra
Vertebra coccigea	Vértebra coccígea
Vertebra lombare	Vértebra lumbar
Vertebra sacrale	Vértebra sacra
Vertebra toracica	Vértebra torácica
Vertice della testa	Vértice craneal
Vescica urinaria	Vejiga urinaria
Vescicola seminale	Vesícula seminal
Vestibolo	Vestíbulo
Villo intestinale	Vellosidad intestinal
Viso	Cara (faz)
Vomere	Vómer
Vulva	Vulva

I SINTOMI, FERITE E MALATTIE	SÍNTOMAS, HERIDAS Y ENFERMEDADES
Abbassamento della pressione del sangue	Caída de la presión arterial
Abilità di muoversi	Capacidad de movimiento
Abitudine di mangiare le unghie (onicofagia)	Comerse las uñas (onicofagia)
Abrasione (escoriazione)	Abrasión (escoriación)
Abulia	Abulia
Acariasi	Acariasis
Acidosi	Acidosis
Acidosi metabolica	Acidosis metabólica
Acidosi renale tubulare	Acidosis tubular renal
Acloridria	Aclorhidria
Acne	Acné
Acne miliare	Milium (milia)
Acne volgare (acne)	Acné común (acne vulgaris)
Acondroplasia	Acondroplasia
Acrocianosi	Acrocianosis
Acrofobia (paura dei luoghi e levati)	Acrofobia (miedo a las alturas)
Acromegalia	Acromegalia
Actinomicosi	Actinomicosis
Addome acuto	Abdomen agudo
Adenocarcinoma	Adenocarcinoma
Adenoma	Adenoma
Adenoma epatocellulare	Adenoma hepático (adenoma hepatocelular)
Adenoma tubulare	Adenoma tubular
Adenopatia	Adenopatía
Adenosi sclerosante	Adenosis esclerosante
Affogamento	Ahogamiento
Afta (ulcera all'interno della cavità orale)	Afta (úlcera en la mucosa oral)
Agenesia (mancanza di un organo)	Agenesia (ausencia de un órgano)
Agenesia renale	Agenesia renal
Agranulocitosi	Agranulocitosis
Albinismo	Albinismo
Albuminuria	Albuminuria
Alcalosi	Alcalosis
Alcalosi respiratoria	Alcalosis respiratoria
Alcolismo	Alcoholismo
Algodistrofia	Algodistrofia
Allergia	Alergia
Allergia a farmaci	Alergia al medicamento

Allergia a pello di animali	Alergia al pelo de los animales
Allergia a polvere	Alergia al polvo
Allergia alimentare	Alergia a alimentos
Allergia alle piume	Alergia a las plumas
Allergia da poline	Alergia al polen
Alluce valgo	Bunión (hallux valgus)
Allucinazione	Alucinación
Alopecia	Alopecia
Alopecia areata	Alopecia areata
Alopecia universale	Alopecia areata universal
Alterazione della conoscenza	Cambios en la conciencia
Alterazioni dello stato psishico	Cambios psíquicos
Ambliopia	Ojo vago (ambliopía)
Amebiasi	Disentería amebiana (amebiasis)
Amiloidosi	Amiloidosis
Ammaccatura (ecchimosi)	Moretón (equimosis)
Amnesia	Amnesia
Amputazione	Amputación
Anafilassi	Choque anafiláctico
Analgesia	Analgesia
Anchilosi	Anquilosis
Anchilostomiasi	Anquilostomiasis
Androblastoma	Tumor de células de Sertoli-Leydig (arrenoblastoma)
Anemia	Anemia
Anemia aplastica	Anemia aplásica
Anemia da carenza di ferro	Anemia ferropénica
Anemia da malattia cronica	Anemia de enfermedades crónicas
Anemia drepanocitica	Anemia falciforme (anemia drepanocítica)
Anemia emolitica	Anemia hemolítica
Anemia ipocromica	Anemia hipocrómica
Anemia megaloblastica	Anemia megaloblástica
Anemia perniciosa	Anemia perniciosa
Anencefalia	Anencefalia
Aneurisma	Aneurisma
Aneurisma aortica	Aneurisma de aorta
Aneurisma arteriosa congenita alla base dell'encefalo	Aneurisma congénito arterial de la base del cerebro
Aneurisma cerebrale	Aneurisma cerebral
Aneurisma cerebrale sferica	Aneurisma cerebral arterial sacular
Aneurisma dell'aorta addominale	Aneurisma de aorta abdominal
Aneurisma dell'aorta toracica	Aneurisma de aorta torácica
Angina	Angina
Angina di Prinzmetal	Angina de Prinzmetal
Angina pectoris	Angina de pecho (angor, angor pectoris)
Angioedema (edema di Quincke, edema angioneurotico)	Angioedema (edema de Quincke)
Angioma	Angioma
Angioma a ragno	Angioma en araña (angioma aracnoideo)
Angiosarcoma	Angiosarcoma
Anisakidosi	Anisakiasis (anisakidosis)
Anomalia cerebrovascolare	Malformación arteriovenosa cerebral
Anomalia di sviluppo del sistema nervoso	Malformación del desarrollo cerebral
Anomalie di sviluppo	Anomalías del desarrollo
Anoressia	Anorexia
Anormale perdita di sangue durante il ciclo mestruale (menorragia)	Pérdida de sangre mayor durante la menstruación (menorragia)
Ansia (ansietà)	Ansiedad
Antrace	Carbunco (ántrax)
Antracosi	Antracosis
Anuria (produzione di urina < 100 ml nelle 24 ore)	Anuria (menos de 100ml de orina en 24h)
Aplasia	Aplasia
Apoplessia	Apoplejía (golpe apoplético)
Appendicite acuta	Apendicitis aguda
Appetito	Apetito
Aritmia	Arrítmia
Aritmia cardiaca	Arrítmia cardíaca
Arresto cardiaco	Paro cardiaco (parada cardiorrespiratoria)
Arteriosclerosi	Arteriosclerosis
Arterite temporale (arterite di Horton)	Arteritis de células gigantes (arteritis de la temporal)
Articolazione doloroso (artralgia)	Dolor en articulación (artralgia)
Artrite idiopatica giovanile	Artritis juvenil
Artrite psoriasica	Artritis psoriásica
Artrite reumatoide	Artritis reumatoide
Artrite settica	Artritis infecciosa (artritis séptica)
Artrite tubercolare	Artritis tuberculosa
Artrogriposi	Artrogriposis
Artropatia	Artropatía

Artropatia emofilica	Artropatía hemofílica
Artrosi	Artrosis
Artrosi al piede	Artrosis del pie
Artrosi della mano	Artrosis de mano
Artrosi di anca	Artrosis de cadera (coxartrosis)
Artrosi di caviglia	Artrosis de tobillo
Artrosi di ginocchio	Artrosis de rodilla (gonartrosis)
Artrosi gleno-omerale	Artrosis del hombro
Artrosi di gomito	Artrosis de codo
Artrosi di polso	Artrosis de muñeca
Asbestosi	Asbestosis
Ascaridiasi	Ascaridiasis
Ascesso	Absceso
Ascesso anale	Absceso anal
Ascesso cerebrale	Absceso cerebral
Ascesso di Brodie	Absceso de Brodie
Ascesso epatico	Absceso hepático
Ascesso perianale	Absceso perianal
Ascesso perinefrico	Absceso perinéfrico
Ascesso peritonsillare	Absceso peritonsilar
Ascesso polmonare	Absceso pulmonar
Ascite	Ascitis
Asfissia	Asfixia
Asma	Asma
Aspergilloma (micetoma)	Aspergiloma (micetoma)
Aspergillosi	Aspergilosis
Assenza di mestruazioni (amenorrea)	Ausencia de la menstruación (amenorrea)
Assenza di respirazione (apnea)	Falta de respiración (apnea)
Astigmatismo	Astigmatismo
Astrocitoma	Astrocitoma
Atassia ereditaria	Ataxia de Friidreich (ataxia hereditaria)
Atelectasia polmonare	Atelectasia pulmonar
Aterosclerosi	Ateroesclerosis
Atetosi	Atetosis
Atonia muscolare	Atonía
Atresia anale	Atresia anal
Atresia biliare	Atresia biliar
Atresia duodenale	Atresia duodenal
Atresia esofagea	Atresia esofágica
Atresia intestinale	Atresia intestinal
Atrofia	Atrofia
Atrofia di Sudeck	Atrofia de Sudeck
Atrofia multi-sistemica	Atrofia multisistémica
Attacco di panico	Ataque de pánico
Aumentata emissione di urina (poliuria)	Gasto urinario excesivo (poliuria)
Aumento del ritmo respiratorio (tachipnea)	Respiración rápida (taquipnea)
Aumento del senso della sete (polidipsia)	Aumento anormal de la sed (polidipsia)
Aumento della distanza fra due parti del corpo (ipertelorismo)	Aumento de la separación de los organos (hipertelorismo)
Aumento della pelosità (ipertricosi)	Exceso de cabello (hipertricosis)
Aumento della sudorazione (iperidrosi)	Excesiva producción de sudor (hiperhidrosis)
Aumento di perdita di capelli	Aumento de la cáida del cabello
Aumento di volume del fegato (epatomegalia)	Aumento del tamaño del hígado (hepatomegalia)
Aumento incontrollato dell'appetito (polifagia)	Aumento anormal de la necesidad de comer (polifagia)
Aumento incontrollato di assunzione di cibo (iperfagia)	Ingestas descontroladas de alimentos (hiperfagia)
Autismo	Autismo
Autolesionismo	Autolesión (automutilación)
Aviofobia (paura di volare)	Aerofobia (miedo a volar)
Avitaminosi	Avitaminosis
Avvelenamento (intossicazione)	Envenenamiento (intoxicación)
Avvelenamento da alcali	Intoxicación por álcalis
Avvelenamento da alcool	Intoxicación por alcohol
Avvelenamento da amianto	Envenenamiento por asbesto
Avvelenamento da armi chimiche	Intoxicación por armas químicas
Avvelenamento da arsenico	Envenenamiento por arsénico
Avvelenamento da cadmio	Envenenamiento por cadmio
Avvelenamento da cianuro	Envenenamiento por cianuro
Avvelenamento da cibo	Intoxicación alimentaria
Avvelenamento da ferro	Intoxicación por hierro
Avvelenamento da funghi	Envenenamiento por setas
Avvelenamento da gas	Envenenamiento por gas
Avvelenamento da gas tossico	Intoxicación por armas gaseosas

Avvelenamento da insetticidi	Envenenamiento por insecticidas
Avvelenamento da litio	Intoxicación por litio
Avvelenamento da mercurio	Envenenamiento por mercurio
Avvelenamento da metanolo	Intoxicación por metanol
Avvelenamento da molluschi	Intoxicación por mariscos
Avvelenamento da monossido di carbonio	Intoxicación por monóxido de carbono
Avvelenamento da paracetamolo	Intoxicación por paracetamol
Avvelenamento da pesci	Intoxicación por pescado
Avvelenamento da piombo (saturnismo)	Envenenamiento por plomo
Avvelenamento da radiazione	Envenenamiento por radiación
Avvelenamento da salicilati	Intoxicación por salicilatos
Avvelenamento da tallio	Envenenamiento por talio
Barcollamento	Marcha arrastrando los pies
Barotrauma	Barotraumatismo (barotrauma)
Bartonellosi	Bartonelosis
Basalioma (carcinoma basocellulare)	Carcinoma de células basales (basilioma)
Basofilia	Basofilia
Bassa pressione arteriosa (ipotensione)	Presión sanguínea baja (hipotensión)
Bassa temperatura corporea (ipotermia)	Temperatura corporal baja (hipotermia)
Basso metabolismo basale	Metabolismo basal lento
Batteriemia	Bacteriemia (bacteremia)
Batteriuria	Bacteriuria
Bissinosi	Bisinosis (fiebre del lunes)
Blastoma	Blastoma
Blastomicosi	Blastomicosis
Blefarite	Blefaritis
Blocco atrioventricolare	Bloqueo auriculoventricular
Blocco di branca	Bloqueo de rama
Blocco trifascicolare	Bloqueo trifascicular
Borborigmo	Sonidos de tripas (borborigmo)
Borreliosi	Borreliosis
Botulismo	Botulismo
Brachialgia	Síndrome braquial
Brivido	Escalofrío (tiritón)
Bronchiectasia	Bronquiectasia
Bronchite cronica	Enfermedad pulmonar obstructiva crónica
Broncopolmonite	Neumonía bronquial
Broncospasmo	Broncoespasmo
Brucellosi	Brucelosis
Bruciore di stomaco (pirosi)	Ardor de estómago (acidez, pirosis)
Bruciore urinario	Ardor al orinar
Bulimia	Bulimia
Cachessia	Caquexia
Calazio	Orzuelo
Calcificazione	Calcificación
Calcolo biliare	Cálculo biliar (litiasis biliar)
Calcolo ureterale	Cálculo en el uréter (ureterolitiasis)
Calcolo urinario (urolitiasi)	Cálculo en el tracto urinario (urolitiasis)
Calcolosi renale (nefrolitiasi)	Piedra en el riñón (cálculo renal, litiasis renal)
Calicosi	Calicosis
Callo (vescica, bolla)	Ampolla (callo)
Callosità (callo)	Callosidad (callo)
Cambiamenti della mucosa	Cambios en la membrana mucosa
Cambiamenti della sensazione tattile	Cambios en la sensibilidad táctil
Cambiamenti delle sensazoni olfattive	Cambios en la sensibilidad olfatoria
Cambiamenti di nevi	Cambios en los lunares
Cambiamenti di personalità	Cambios de personalidad
Cambiamenti nell'appetito	Cambios en el apetito
Cambiamenti nella forma delle ossa	Cambios en la forma de los huesos
Cambiamenti nelle sensazioni del gusto	Cambios en la sensación de sabores
Cambiamento d'umore	Oscilaciones del humor
Cambiamento di colore della pelle	Cambios en el color de la piel
Cambiamento di voce	Cambios en la voz
Cancrena	Gangrena
Cancro della cervice uterina	Cáncer del cuello uterino (cáncer cervical)
Cancro della mammella	Cáncer de mama
Cancro della prostata	Cáncer de próstata
Cancro dello stomaco (cancro gastrico)	Cáncer de estómago (cáncer gástrico)
Candidosi (candidiasi)	Candidiasis
Capezzolo invertito	Pezón invertido

Capogiro (vertigine)	Vértigo
Capsulite adesiva	Capsulitis adhesiva del hombro
Carbonchio (pustola)	Ántrax (carbunco)
Carcinoide	Carcinoide
Carcinoide bronchiale	Carcinoide bronquial
Carcinoma	Carcinoma
Carcinoma a cellule renali	Carcinoma de células renales
Carcinoma a cellule squamose	Carcinoma de células escamosas
Carcinoma anaplastico	Carcinoma anaplásico
Carcinoma bronchiale	Carcinoma bronquial
Carcinoma della cervice uterina	Carcinoma del cuello uterino
Carcinoma della prostata	Carcinoma de próstata
Carcinoma embrionale	Carcinoma embrional
Carcinoma endometriale	Carcinoma de endometrio
Carcinoma epatocellulare	Carcinoma hepatocelular
Carcinoma epiteliale	Carcinoma epitelial
Carcinoma gastrico	Carcinoma gástrico
Carcinoma mammario	Carcinoma de mama
Carcinoma midollare	Carcinoma medular
Carcinoma papillare	Carcinoma papilar
Carcinoma transizionale	Carcinoma de células transicionales
Carcinosi (carcinomatosi, cancerosi)	Carcinosis
Carcinosi pericardiale	Carcinosis pericárdica
Carcinosi peritoneale	Carcinosis peritoneal
Carcinosi pleurica	Carcinosis pleural
Cardiomiopatia	Miocardiopatía
Cardiomiopatia dilatativa	Miocardiopatía dilatada
Cardiomiopatia ipertrofica	Miocardiopatía hipertrófica
Cardiomiopatia restrittiva	Cardiomiopatía restrictiva
Cardiomiopatia tossica	Cardiotoxicidad
Cardiopalmo (palpitazione)	Palpitación
Cardiopatia congenita	Cardiopatía congénita
Cardiopatia reumatica	Cardiopatía reumática
Carenza di estrogeno	Deficiencia de estrógenos
Carenza di fattore di coagulazione	Deficiencia de factor de coagulación
Carenza di vitamine	Carencia de vitamina
Carenza di vitamina A	Carencia de vitamina A
Carenza di vitamina B1	Carencia de vitamina B1
Carenza di vitamina B2	Carencia de vitamina B2
Carenza di vitamina B3	Carencia de vitamina B3
Carenza di vitamina B12	Carencia de vitamina B12
Carenza di vitamina C	Carencia de vitamina C
Carenza di vitamina D	Carencia de vitamina D
Carenza di vitamina K	Carencia de vitamina K
Carie dentaria	Caries
Catalessia	Catalepsia
Cataplessia	Cataplexia (cataplejía)
Cataratta	Catarata
Catarro	Catarro
Cecità	Ceguera
Cecità notturna (nictalopia)	Ceguera nocturna (nictalopia)
Cefalea a grappolo	Cefalea en racimos
Cefalea di tipo tensivo	Cefalea tensional
Cefalea post-traumatica	Cefalea postraumática
Cefalocèle	Cefalocele
Celiachia (malattia caliaca)	Celiaquía (enfermedad celíaca)
Cellulite	Celulitis
Cellulite orbitale	Celulitis orbital
Cercaria	Cercaria
Cheloide	Queloide
Cheratosi	Keratosis
Cheratosi seborroica	Queratosis seborreica
Cheratosi solare	Queratosis actínica
Chetoacidosi diabetica	Cetoacidosis diabética
Chikungunya	Chikungunya
Chilotorace	Quilotórax
Cianosi	Cianosis
Cicatrice (sfregio)	Cicatriz
Cifoscoliosi	Cifoescoliosis
Cifosi	Cifosis
Cirrosi	Cirrosis hepática
Cirrosi alcolica	Cirrosis alcohólica
Cirrosi biliare	Cirrosis biliar
Cirrosi criptogenica	Cirrosis criptogénica
Cirrosi post-necrotica	Cirrosis postnecrótica
Cistadenocarcino-ma	Cistadenocarcinoma

Cistadenofibroma	Cistadenofibroma
Cistadenoma	Cistadenoma
Cisti (ciste)	Quiste
Cisti del dotto tiroglosso	Quiste tirogloso
Cisti dermoide	Quiste dermoide
Cisti ovarica	Quiste ovárico
Cisti pancreatica	Quiste de páncreas
Cisti pilonidale	Quiste pilonidal
Cisti renale	Quiste de riñón
Cisti sebacea	Quiste sebáceo
Cisti tiroidea	Quiste de tiroides
Cisticercosi	Cisticercosis
Cistoma	Cistoma
Claudicatio intermittens	Claudicación intermitente
Claustrofobia (paura di luoghi chiusi)	Claustrofobia (miedo a los espacios cerrados)
Cleptomania	Cleptomanía
Clonorchiasi	Clonorquiasis (clonorquiosis)
Coagulazione intravascolare disseminata	Coagulación intravascular diseminada
Coartazione dell'aorta	Coartación de la aorta
Coccidiomicosi	Coccidioidomicosis
Coccigodinia	Coccigodinia (dolor de coxis)
Colangiocarcinoma (carcinoma colangiocellulare)	Carcinoma de las vías biliares (colangiocarcinoma)
Colera	Cólera
Colica	Cólico
Colica addominale	Cólico abdominal
Colica biliare	Cólico biliar
Colica renale	Cólico nefrítico (cólico renal)
Coliche del neonato	Cólico del recién nacido
Collaso circolatorio (shock)	Choque (shock)
Collasso	Colapso
Colon trasverso	Colon transverso
Colpo apoplettico	Derrame cerebral (accidente cerebrovascular)
Coma	Coma
Coma diabetico	Coma diabético
Commozione cerebrale	Conmoción cerebral
Compressione cerebrale	Compresión cerebral
Compressone del nervo	Compresión del nérvio
Condiloma	Verruga genital (condiloma acuminata)
Condroblastoma	Condroblastoma
Condroma	Condroma
Condrosarcoma	Condrosarcoma
Confusione (disordine)	Confusión
Congelamento	Congelamiento
Congestione nasale	Congestión nasal
Congestione polmonare	Congestión pulmonar
Congiuntivite allergica	Conjuntivitis alérgica
Congiuntivite batterica	Conjuntivitis bacteriana
Congiuntivite irritativa da agenti chimici	Conjuntivitis química
Congiuntivite irritativa da corpi estranei	Conjuntivitis por cuerpo extraño
Congiuntivite virale	Conjuntivitis viral
Consistenza acquosa delle feci	Heces acuosas
Contrattura	Contractura
Contrattura articolare	Contractura articular
Contrattura ischemica di Volkmann	Contractura isquémica de Volkmann
Contrattura muscolare	Contractura muscular
Contusione	Contusión
Contusione cerebrale	Contusión cerebral
Convulsioni	Convulsiones
Convulsioni febbrili	Convulsiones febriles
Coprolalia	Expresión vocal involuntaria de obscenidades (coprolalia)
Coreoatetosi	Coreoatetosis
Coriocarcinoma	Coriocarcinoma
Coriomeningite linfocitaria	Coriomeningitis linfocítica
Coronaropatia	Enfermedad coronaria
Corpo estraneo nel naso	Cuerpo extraño en la nariz
Corpo estraneo nell'orecchio	Cuerpo extraño en el oído
Costa cervicale	Costilla cervical
Crampo notturno alle gambe	Calambres nocturnos en las piernas
Crepitazione	Crepitación
Criptococcosi	Criptococcosis
Criptorchidismo	Criptorquidismo
Crisi d'astinenza	Síndrome de abstinencia
Crisi tonico-clonica	Crisis tónico-clónica
Cromomicosi (cromoblastomicosi)	Cromomicosis (cromoblastomicosis)
Crosta (escara)	Costra
Croup (laringite acuta ostruttiva)	Crup (laringotraqueo-bronquitis)

Cuore dell'atleta (ipertrofia cardiaca da sport)	Corazón de atleta (hipertrofia del corazón del deportista)
Cuore polmonare	Enfermedad cardíaca pulmonar (cor pulmonale)
Cuore polmonare acuto	Cor pulmonale agudo
Cupololitiasi (canalolitiasi)	Vértigo posicional paroxístico benigno
Daltonismo	Daltonismo
Debolezza	Debilidad
Decompensazione cardiaca	Descompensación cardíaca
Deformità di Madelung	Deformidad de Madelung
Deformità di Sprengel	Deformidad de Sprengel
Degenerazione della retina	Degeneración retinal
Degenerazione maculare	Degeneración macular
Degenerazione spinale	Deformidad vertebral
Deglutizione dolorosa (odinofagia)	Dolor al tragar (odinofagia)
Delirio	Delirio
Demenza	Demencia
Demineralizzazione	Desmineralización
Dengue	Dengue
Dente guasto	Diente podrido
Depressione	Depresión
Dermatite allergica	Dermatitis alérgica de contacto
Dermatite da contatto	Dermatitis de contacto
Dermatite erpetiforme di Duhring	Dermatitis herpetiforme (enfermedad de Duhring)
Dermatite irritativo da contatto	Dermatitis irritante de contacto
Dermatite nummulare	Dermatitis numular
Dermatite seborroica infantile	Dermatitis seborreica infantil
Dermatomicosi	Dermatomicosis
Dermatomiosite	Dermatomiositis
Deviazione del setto nasale	Desviación del tabique nasal
Diabete	Diabetes
Diabete insipido	Diabetes insípida
Diabete mellito	Diabetes mellitus (diabetes sacarina)
Diabete mellito di tipo 1	Diabetes mellitus tipo 1
Diabete mellito di tipo 2	Diabetes mellitus tipo 2
Diarrea	Diarrea
Difetto cardiaco congenito	Malformación cardiaca congénita
Difetto del piede	Deformidad del pie
Difetto del setto interatriale	Comunicación interauricular
Difetto del setto ventricolare	Comunicación interventricular
Difficoltà a defecare (tenesmo)	Dificultad para la defecación (tenesmo rectal)
Difficoltà a deglutire (disfagia)	Dificultad para tragar (disfagia)
Difterite	Difteria
Dilatazione gastrica acuta	Dilatación aguda del estómago
Dimagramento	Pérdida de peso
Diminuita escrezione urinaria (oliguria)	Disminución de producción de orina (oliguria)
Dipendenza	Adicción (dependencia)
Dipendenza sessuale	Adicción sexual
Discartrosi	Discartrosis
Discopatia (discopatia degenerativa)	
Discondroplasia	Discondroplasia
Diseguaglianza del diametro delle pupille (anisocoria)	Asimetría del tamaño de las pupilas (anisocoria)
Disgenesia gonadica	Disgénesis testicular
Disgerminoma	Disgerminoma
Disidratazione	Deshidratación
Disidrosi	Eczema dishidrótico
Dislessia	Dislexia
Dislocazione dei frammenti	Dislocación de los fragmentos
Disordine della differenziazione sessuale	Trastorno de la diferenciación sexual
Disordine del movimento	Trastorno de movimiento
Disorientamento	Desorientación
Dispepsia	Dispepsia (indigestión)
Displasia cervicale	Displasia del cuello uterino
Displasia fibrosa	Displasia fibrosa
Displasia ventricolare destra aritmogena	Displasia arritmogénica ventricular derecha
Dispnea parossistica notturna	Disnea paroxística nocturna
Dissecazione aortica	Disección aórtica
Dissenteria	Disentería
Distacco di retina	Desprendimiento de retina
Distonia	Distonía
Distorsione	Distorsión articular
Distorsione alla caviglia	Distorsión del tobillo
Distrofia	Distrofia

Distrofia di Duchenne	Distrofia muscular de Duchenne	Dolore muscolare (mialgia)	Dolor muscular (mialgia)
Distrofia muscolare	Distrofia muscular	Dolore ottuso	Dolor sordo
Distrofia muscolare progressiva	Distrofia muscular progresiva	Dolore ovulatorio (mittelschmerz)	Ovulación dolorosa
Disturbi mestruali	Trastorno menstrual	Dolore pulsante	Dolor pulsante
Disturbo borderline di personalità	Trastorno límite de la personalidad	Dolore pungente	Dolor tipo punzada
		Dolore tagliente	Dolor afilado
Disturbo del comportamento alimentare	Trastorno alimentario	Dolore toracico	Dolor torácico
		Dotto arterioso di Botallo	Ductus arteriosus (conducto arterioso de Botal)
Disturbo del linguaggio verbale (afasia)	Trastorno del lenguaje (disfasia)	Dotto arterioso persistente (ductus arteriosus persistente)	Ductus arterioso persistente (conducto arterioso persistente)
Disturbo del sonno	Trastorno del sueño		
Disturbo dell'equilibrio	Trastorno del equilibrio	Dracunculiasi	Dracunculiasis
Disturbo dell'udito	Trastorno de la audición	Ebola	Fiebre hemorrágica viral de Ébola
Disturbo dell'umore	Trastorno del comportamiento	Eccessiva crescita della lingua (macroglossia)	Lengua más grande de lo normal (macroglosia)
Disturbo della concentrazione	Trastorno por déficit de atención	Eccesso di colesterolo nel sangue (ipercolesterolemia)	Colesterol elevado de la sangre (hipercolesterolemia)
Disturbo della coordinazione muscolare (atassia)	Descoordinación en el movimientos musculares (ataxia)		
Disturbo della minzione	Trastorno de la micción	Eccesso di glucosio nel sangue (iperglicemia)	Cantidad excesiva de glucosa en la sangre (hiperglucemia, hiperglicemia)
Disturbo della vista	Trastorno de la visión		
Disturbo di apprendimento	Dificultad del aprendizaje	Echinococcosi (idatidosi)	Hidatidosis (equinococosis)
Disturbo di personalità	Trastorno de personalidad	Echinococcosi epatica	Hidatidosis hepática
Disturbo post traumatico da stress	Trastorno por estrés postraumático	Echinococcosi polmonare	Hidatidosis pulmonar
Dita ippocratiche (dita a bacchetta di tamburo)	Acropaquia (hipocratismo digital)	Ecolalia	Ecolalia
		Ecoprassia (imitazione spontanea di movimenti osservati)	Ecopraxia (repetición de los movimientos de otra persona)
Diverticolite	Diverticulitis		
Diverticolo	Divertículo		
Diverticolo del colon	Divertículo del colon	Eczema	Eccema (eczema)
Diverticolo di Meckel	Divertículo de Meckel	Edema	Edema (hidropesía)
		Edema cerebrale	Edema cerebral
Diverticolo duodenale	Divertículo duodenal	Edema diffuso (anasarca)	Anasarca
Diverticolosi	Enfermedad diverticular	Edema polmonare	Edema pulmonar
		Edema posturale	Edema postural
Dolore	Dolor	Eiaculazione precoce	Eyaculación precoz
Dolore acuto	Dolor agudo		
Dolore addominale	Dolor abdominal	Elefantiasi	Elefantiasis
Dolore al seno (mastalgia)	Dolor en la mama (mastalgia)	Elettrosensibilità	Hipersensibilidad electromagnética
Dolore auricolare (otalgia)	Dolor en oído (otalgia)	Elevata pressione intracranica	Hipertensión intracraneal
Dolore cronico	Dolor crónico	Emangioendothelioma	Hemangioendothelioma
Dolore durante rapporto sessuale (dispareunia)	Relación sexual dolorosa (coitalgia, dispareunia)	Emangioma	Hemangioma
Dolore fantomatico	Dolor del miembro fantasma	Emangioma capillare	Hemangioma capilar (marca de fresa)

Emangioma cavernoso	Hemangioma cavernoso	**Endocardite batterica**	Endocarditis bacteriana
Emartro	Sangrado interno de las articulaciones (hemartrosis)	**Endometriosi**	Endometriosis
Ematoma	Hematoma	**Enfisema**	Enfisema
Ematoma cerebrale	Hematoma intracerebral	**Enfisema sottocutaneo**	Enfisema subcutáneo
Ematoma epidurale	Hematoma epidural	**Entesopatia**	Entesopatía
Ematoma subdurale	Hematoma subdural	**Eosinofilia**	Eosinofilia
Ematuria	Sangre en la orina (hematuria)	**Epatite virale**	Hepatitis viral
Embolia adiposa	Embolismo graso	**Epatite virale A**	Hepatitis A
Embolia dell'arteria	Embolia arterial	**Epatite virale B**	Hepatitis B
Embolia gassosa	Embolia gaseosa	**Epatite virale C**	Hepatitis C
Embolia polmonare	Embolia pulmonar	**Epatite virale D**	Hepatitis D
Embolismo (embolia)	Embolia	**Epatite virale E**	Hepatitis E
Emeralopia	Falta de visión en luz brillante (hemeralopia)	**Ependimoma**	Ependimoma
		Epifisiolisi della testa femorale	Epifisario de la cabeza femoral (epifisiolisis capitis femoris)
Emesi emorragica (ematemesi)	Vómito de sangre (hematemesis)	**Epilessia**	Epilepsia
Emicrania	Migraña (jaqueca)	**Epispadia**	Epispadia
Emicrania cronica parossistica	Hemicránea crónica paroxismal	**Epistassi (rinorragia)**	Pérdida de sangre por la nariz (epistaxis)
Emissione di urine con difficoltà (disuria)	Dificultad al orinar (disuria)	**Erezione persistente dolorosa (priapismo)**	Erección sostenida y dolorosa (priapismo)
Emivertebra	Hemivértebra	**Erisipela**	Erisipela
Emocromatosi	Hemocromatosis	**Erisipeloide**	Erisipeloide
Emofilia	Hemofilia	**Eritema**	Enrojecimiento de la piel (eritema)
Emopneumotorace	Hemoneumotórax	**Eritema infettivo (quinta malattia)**	Eritema infeccioso (quinta enfermedad)
Emorragia	Desangramiento (hemorragia)	**Eritroblastosi fetale (malattia emolitica del neonato)**	Enfermedad hemolítica del recién nacido (incompatibilidad Rh)
Emorragia arteriosa	Hemorragia arterial		
Emorragia cerebrale	Hemorragia intracerebral	**Eritromelalgia**	Eritromelalgia
Emorragia epidurale	Hemorragia epidural	**Eritroplachia (eritroplasia)**	Eritroplasia
Emorragia esterna	Sangrado externo (hemorragia externa)	**Eritroplasia di Queyrat**	Eritroplasia de Queyrat
Emorragia interna	Sangrado interno (hemorragia interna)	**Ermafroditismo**	Hermafroditismo
		Ernia	Hernia
Emorragia subaracnoidea	Hemorragia subaracnoidea	**Ernia del disco**	Hernia discal
Emorragia subdurale	Hemorragia subdural	**Ernia diaframmatica**	Hernia diafragmática
Emorragia venosa	Sangrado venoso (hemorragia venosa)	**Ernia esterna addominale**	Hernia de la pared abdominal
Emorroidi	Hemorroides	**Ernia iatale**	Hernia de hiato
Emosiderosi	Hemosiderosis	**Ernia inguinale**	Hernia inguinal
Emotorace	Hemotórax	**Ernia ombelicale**	Hernia umbilical
Empiema	Empiema	**Erosione cervicale**	Erosión cervical
Encefalite trasmessa da zecche	Meningoencefalitis de garrapata	**Erpangina (faringite vescicolare)**	Herpangina
Encefalocele	Encefalocele	**Eruttazione**	Eructo
Encefalopatia	Encefalopatía	**Esantema**	Exantema
Encondroma	Encondroma	**Esasperazione (irritazione)**	Exasperación
Enconpresi	Encopresis	**Esoftalmo**	Exoftalmos

Esostosi	Exostosis
Esostosi multipla ereditaria	Exostosis múltiple hereditaria
Espettorazione di sangue (emottisi)	Expectoración de sangre (hemoptisis)
Esposizione alle radiazioni ionizzanti	Exposición a las radiaciones ionizantes
Fame	Hambre
Fame d'aria (dispnea, respirazione difficoltosa)	Falta de aire (disnea)
Faringite streptococcica	Faringitis por estreptococo
Fasciosi plantare	Fascitis plantar
Fascite necrotizzante	Fascitis necrotizante
Febbre	Fiebre
Febbre da fieno	Pulmón de granjero
Febbre da inalazione di fumi metallici	Fiebre de los vapores metálicos
Febbre da morso di ratto	Fiebre por mordedura de rata
Febbre da pappataci (febbre da Flebotomi)	Fiebre pappataci
Febbre da zecca del Colorado	Fiebre del Colorado por garrapatas (fiebre de montaña americana por garrapatas)
Febbre del Nilo occidentale	Fiebre del Nilo Occidental
Febbre della Rift Valley	Fiebre de Rift Valley
Febbre di Lassa	Fiebre de Lassa
Febbre di Oroya	Fiebre de la Oroya (enfermedad de Carrión, verruga peruana)
Febbre emorragica	Fiebre hemorrágica viral
Febbre emorragica con sindrome renale (febbre emorragica coreana)	Fiebre hemorrágica con sindrome renal (fiebre hemorrágica coreana)
Febbre emorragica Crimean-Congo	Fiebre hemorrágica de Crimea-Congo
Febbre emorragica di Marburg	Fiebre hemorrágica de Marburgo
Febbre gialla	Fiebre amarilla
Febbre mediterranea familiare	Fiebre mediterránea familiar
Febbre paratifoide	Fiebre paratifoidea
Febbre Q	Fiebre Q
Febbre reumatica	Fiebre reumática
Febbre ricorrente	Fiebre reincidente
Febbre tifoide (tifo)	Fiebre tifoidea (fiebre entérica)
Febbre Zika	Fiebre del Zika
Feci di colore rosso	Heces de color rojo
Feci di colore verde	Heces verdes
Feci gialle	Heces amarillas
Feci picee (melena)	Heces negras (melena)
Fenilchetonuria	Fenilcetonuria
Fenomeno di Bell	Fenómeno de Bell
Feocromocitoma	Feocromocitoma
Ferita	Herida
Ferita chimica	Lesiones químicas
Ferita da arma da fuoco	Herida de bala
Ferita da morso	Herida por mordedura
Ferita da punta	Estocada
Ferita da taglio	Herida por corte
Ferita esplosiva	Lesión por explosión
Ferita termica	Herida térmica
Ferite provocate da esplosioni termonucleari	Lesiones por una explosión termonuclear
Fibrillazione atriale	Fibrilación auricular
Fibrillazione ventricolare	Fibrilación ventricular
Fibroadenoma	Fibroadenoma
Fibroelastosi endocardica	Fibroelastosis endocardial
Fibroistiocitoma benigno	Histiocitoma fibroso
Fibroma	Fibroma
Fibroma condromixoide	Fibroma condromixoide
Fibromialgia	Fibromialgia
Fibrosarcoma	Fibrosarcoma
Fibrosi	Fibrosis
Fibrosi cistica	Fibrosis quística (mucoviscidosis)
Fibrosi polmonare idiopatica	Fibrosis pulmonar idiopática
Fibrosi retroperitoneale	Fibrosis retroperitoneal
Fibrosi tendinea	Fibrositis de tendón
Fibrosite di mano	Fibrositis de la mano
Fibrosite muscolare	Fibrositis (reumatismo muscular)
Filariasi	Filariasis
Fimosi	Fimosis
Fissura anale	Fisura anal
Fistola	Fístula
Fistola anale	Fístula anal
Fistola broncopleurica	Fístula broncopleural
Flebotrombosi	Flebotrombosis
Flemmone	Flegmón
Flusso di sangue nella tuba di Falloppio	Colección de sangre en la trompa de Falopio (hematosalpinx)
Fobia	Fobia

Folgorazione (elettrocuzione)	Lesiones por corriente eléctrica
Follicolite	Foliculitis
Follicoloma	Tumor de células de la granulosa (tumor de teca-granulosa)
Forfora	Caspa
Foruncolo	Forúnculo (furúnculo)
Fotofobia	Fotofobia (intolerancia a la luz)
Framboesia	Pian (frambesia)
Frattura	Fractura de hueso
Frattura a legno verde	Fractura en rama verde
Frattura a spirale	Fractura espiral
Frattura aperta (frattura esposta)	Fractura abierta
Frattura comminuta	Fractura cominuta
Frattura con dislocazione	Fractura-dislocación
Frattura da stress	Fractura por estrés
Frattura da stress della tibia	Fractura por estrés de la tibia
Frattura del bacino	Fractura de pelvis
Frattura del calcagno	Fractura del calcáneo
Frattura del capitello radiale	Fractura de la cabeza del radio
Frattura del collo del femore	Fractura de cuello del fémur
Frattura del collo dell'omero	Fractura de cuello del húmero
Frattura del corpo vertebrale	Fractura de cuerpo vertebral
Frattura del femore	Fractura de fémur
Frattura del metatarso	Fractura de metatarso
Frattura del radio	Fractura del radio
Frattura del terzo distale di tibia e perone	Fractura supramaleolar de tibia y peroné
Frattura dell'alluce	Fractura de los huesos del dedo gordo del pie
Frattura dell'epicondilo omerale	Fractura de epicóndilo humeral
Frattura dell'olecrano	Fractura de olécranon
Frattura dell'omero	Fractura del húmero
Frattura dell'osso navicolare	Fractura de escafoides (fractura navicular)
Frattura dell'ulna	Fractura de cúbito
Frattura della base del cranio	Fractura de la base del cráneo
Frattura della caviglia	Fractura de tobillo
Frattura della clavicola	Fractura de clavícula
Frattura della costola	Fractura de costilla
Frattura della diafisi femorale	Fractura de la diáfisis del fémur
Frattura della falange del dito	Fractura de falange del dedo
Frattura della fibula	Fractura del peroné
Frattura della mascella e/o della mandibola	Fractura de maxilar y/o mandíbula
Frattura della rotula	Fractura de la rótula
Frattura della scapola	Fractura de escápula
Frattura della tibia	Fractura de tibia
Frattura di Pouteau-Colles (frattura delle metafisi radiali distali)	Fractura distal del radio
Frattura di radio e ulna	Fractura de radio y cúbito
Frattura di tibia e perone	Fractura de tibia y peroné
Frattura diafisaria dell'omero	Fractura diafisaria del húmero
Frattura incompleta (infrazione)	Fractura incompleta
Frattura obliqua	Fractura obliqua
Frattura ripetuta	Fractura repetida
Frattura semplice	Fractura simple
Frattura sovracondiloidea del femore	Fractura supracondilar del fémur
Frattura sovracondiloidea di omero	Fractura supracondilar del húmero
Frattura trasversale	Fractura transversal
Fratture spontanee	Fracturas espontáneas
Frigidità	Frigidez
Fuoriuscita (scolo)	Flujo (descarga, secreción)
Fuoriuscita di sangue dall'orecchio (otorragia)	Hemorragia de oído (otorragia)
Fuoriuscita vaginale	Flujo vaginal
Fusione di vertebre cervicali (Sindrome di Klippel Feil)	Fusión congenita de vértebras cervicales (síndrome de Klippel-Feil)
Galattorrea	Galactorrea
Gangrena di Fournier	Gangrena de Fournier
Gangrena secca	Gangrena seca
Gangrena umida	Gangrena húmeda
Gangrene gassosa	Gangrena gaseosa
Gastralgia	Dolor epigástrico
Gastroenterite	Gastroenteritis
Giardiasi (lambliasi)	Giardiasis (lambliasis)

Gibbo (gobba, gibbosità)	Joroba
Gigantismo	Gigantismo
Ginecomastia	Ginecomastia
Ginocchio del nuotatore a rana (stiramento cronico del legamento mediale)	Rodilla de nadador de pecho (bursitis de la pata de ganso)
Ginocchio valgo	Genu valgo
Ginocchio varo (genu varum)	Genu varum
Giocco d'azzardo patologico	Adicción a jugar (ludopatía, ludomanía)
Glaucoma	Glaucoma
Glicosuria (mellituria)	Azúcar en orina (glucosuria)
Glioblastoma	Glioblastoma
Glioma	Glioma
Gliosi	Gliosis
Glomangioma (paraganglioma)	Tumor glómico (glomangioma)
Glomerulonefrite	Glomerulonefritis
Gomito del tennista (epicondilite)	Codo del tenista (epicondilitis lateral)
Gonadoblastoma	Gonadoblastoma
Gonfiezza e venti (flatulenza)	Hinchazón y gases (flatulencia, ventosidad)
Gonfiore	Hinchazón
Gonorrea (blenorragia)	Gonorrea (blenorragia, blenorrea)
Gotta	Gota (enfermedad gotosa)
Gozzo	Bocio (coto)
Gozzo multinodulare	Bocio nodular
Graffio (graffiatura)	Rasguño
Granulocitosi	Granulocitosis
Gravidanza ectopica	Embarazo ectópico
Herpes genitalis	Herpes genital
Herpes simplex	Herpes simple
Herpes zoster	Herpes zóster (herpes zona)
Ictus emorragico	Infarto cerebral hemorrágico
Idremia	Hidremia
Idrocefalo	Hidrocefalia
Idrocele	Hidrocele
Idrofobia	Acuafobia
Idronefrosi	Hidronefrosis
Idrope	Hidrops
Idrope della colecisti	Hidrops vesicular
Idropericardio	Derrame pericárdico
Idrotorace	Hidrotórax
Ifema	Hipema
Igroma	Higroma

Ileo	Íleo
Imbecillità	Imbecilidad
Immunodeficienza	Inmunodeficiencia
Impetigine	Impétigo
Impotenza	Impotencia
Impulso a vomitare	Ganas de vomitar
Incapacità di percipire gli odori (disosmia)	Pérdida del sentido del olfato (anosmia)
Incapacità di percipire i sapori (ageusia)	Pérdida del sentido del gusto (ageusia)
Incontinenza	Incontinencia
Incontinenza urinaria	Incontinencia urinaria
Incontinenza urinaria da sforzo	Incontinencia urinaria por estrés
Incoscienza (stato di incoscienza)	Inconsciencia
Indigestione	Indigestión
Induratio penis plastica (malattia di Peyronie)	Enfermedad de La Peyronie (induración plástica del pene)
Inedia	Inanición
Infarto	Infarto
Infarto miocardico acuto	Infarto de miocardio
Infarto polmonare	Infarto pulmonar
Infestazione da pidocchi (pediculosi)	Infestación por piojos (pediculosis)
Infestazione da pidocchi del pube (ftiriasi)	Infestación por ladilla (ftiriasis)
Infestazione da vermi (elmintiasi)	Infestación de gusanos (helmintiasis)
Infezione (malattia infettiva)	Infección
Infezione batterica	Infección bacteriana
Infezione da clamidia	Infección por clamidia
Infezione da Papilloma Virus Umano (HPV)	Infeccion por el virus del papilom humano (VPH)
Infezione del tratto respiratorio superiore	Infección respiratoria alta
Infezione dell'apparato osteo-articolare (osteomielite)	Infección del hueso o médula ósea (osteomielitis)
Infezione della vagina batterica (vaginosi)	Vaginosis bacteriana
Infezione fungina	Infección por hongos
Infezione virale	Infección viral
Infiammazione (flogosi)	Inflamación
Infiammazione articolare (artrite)	Inflamación de una articulación (artritis)

Infiammazione dei bronchi (bronchite)	Inflamación de los bronquios (bronquitis)
Infiammazione dei bronchioli (bronchiolite)	Inflamación de los bronquiolos (bronquiolitis)
Infiammazione dei polmoni (polmonite)	Inflamación de los pulmones (neumonía, pulmonía, neumonitis)
Infiammazione dei reni (nefrite)	Inflamación del riñón (nefritis)
Infiammazione dei seni paranasali (sinusite)	Inflamación de los senos paranasales (sinusitis)
Infiammazione dei tessuti gengivali (gengivite)	Inflamación de las encías (gingivitis)
Infiammazione dei testicoli (orchite)	Inflamación del testículo (orquitis)
Infiammazione del cervello (encefalite)	Inflamación del encéfalo (encefalitis)
Infiammazione del fegato (epatite)	Inflamación del hígado (hepatitis)
Infiammazione del miocardio (miocardite)	Inflamación del miocardio (miocarditis)
Infiammazione del nervo (neurite, nevrite)	Inflamación del nervio (neuritis)
Infiammazione del pancreas (pancreatite)	Inflamación del páncreas (pancreatitis)
Infiammazione del parametrio (parametrite)	Inflamación del parametrio (parametritis)
Infiammazione del pericardio (pericardite)	Inflamación del pericardio (pericarditis)
Infiammazione del tendine (tendinite)	Inflamación de un tendón (tendinitis)
Infiammazione del tessuto muscolare (miosite)	Inflamación del músculo esquelético (miositis)
Infiammazione del timo	Inflamación del timo (timitis)
Infiammazione dell'epiglottide (epiglottite)	Inflamación de la epiglotis (epiglotitis)
Infiammazione dell'appendice vermiforme (appendicite)	Inflamación del apéndice (apendicitis)
Infiammazione dell'endocardio (endocardite)	Inflamación del endocardio (endocarditis)
Infiammazione dell'endometrio (endometrite)	Inflamación del endometrio (endometritis)
Infiammazione dell'epididimo (epididimite)	Inflamación del epididimo (epididimitis)
Infiammazione dell'inserzione di muscolo (entesite)	Inflamación de la zona de inserción de un músculo (entesitis)
Infiammazione dell'uretra (uretrite)	Inflamación de la uretra (uretritis)
Infiammazione della borsa sierosa di un'articolazione (borsite)	Inflamación de la bursa (bursitis)
Infiammazione della colecisti (colecistite)	Inflamación de la vesícula biliar (colecistitis)
Infiammazione della congiuntiva (congiuntivite)	Inflamación de la conjuntiva (conjuntivitis)
Infiammazione della cornea (cheratite)	Inflamación de la córnea (queratitis)
Infiammazione della cornea e della congiutiva (cheratocongiuntivite)	Inflamación de la córnea y de la conjuntiva (queratoconjuntivitis)
Infiammazione della fascia (fascite)	Inflamación de la fascia (fascitis)
Infiammazione della ghiandola prostatica (prostatite)	Inflamación de la próstata (prostatitis)
Infiammazione della laringe (laringite)	Inflamación de la laringe (laringitis)
Infiammazione della mammella (mastite)	Inflamación del seno (mastitis)
Infiammazione della membrana sinoviale (sinovite)	Inflamación de la membrana sinovial (sinovitis)
Infiammazione della mucosa gastrica (gastrite)	Inflamación de la mucosa gástrica (gastritis)
Infiammazione della pelle (dermatite)	Inflamación de la piel (dermatitis)
Infiammazione della pleura (pleurite)	Inflamación de la pleura (pleuritis, pleuresía)
Infiammazione della retina (retinite)	Inflamación de la retina (retinitis)
Infiammazione della sierosa peritoneale (peritonite)	Inflamación del peritoneo (peritonitis)
Infiammazione della testa del glande (balanite)	Inflamación del glande del pene (balanitis)

Infiammazione della tiroide (tiroidite)	Inflamación de la glándula tiroides (tiroiditis)
Infiammazione della trachea (tracheite)	Inflamación de la tráquea (traqueitis)
Infiammazione della tunica media dell'occhio (uveite)	Inflamación de la lámina intermedia del ojo (uveítis)
Infiammazione della vagina (vaginite)	Inflamación de la vagina (vaginitis)
Infiammazione della vescica urinaria (cistite)	Inflamación de la vejiga urinaria (cistitis)
Infiammazione della vulva (vulvite)	Inflamación de la vulva (vulvitis)
Infiammazione delle arterie (arterite)	Inflamación de las arterias (arteritis)
Infiammazione delle ghiandole linfatiche (linfoadenite)	Inflamación de los ganglios linfáticos (linfadenitis)
Infiammazione delle ghiandole salivari (sialoadenite)	Inflamación de las glándulas salivales (sialadenitis)
Infiammazione delle meningi (meningite)	Inflamación de las meninges (meningitis)
Infiammazione delle mucose della bocca (stomatite)	Inflamación de la mucosa bucal (estomatitis)
Infiammazione delle tonsille (tonsillite)	Inflamación de las amígdalas palatinas (amigdalitis)
Infiammazione delle vene (flebite)	Inflamación de las venas (flebitis)
Infiammazione di labirinto nell'orecchio interno (labirintite)	Inflamación del laberinto del oído interno (laberintitis)
Infiammazione di tendine e di guaina tendinea (tenosinovite)	Inflamación de un tendón y de su vaina (tenosinovitis)
Infiammazione granulomatosa	Inflamación granulomatosa
Influenza	Gripe (gripa, influenza)
Influenza aviaria H5N1	Gripe aviar H5N1
Influenza spagnola	Gripe española
Influenza suina	Gripe porcina (influenza porcina, gripe del cerdo)
Infreddatura (raffreddore)	Resfriado común (resfrío)
Ingrossamento (divenire grosso)	Engorde (ganar peso)
Ingrossamento dei linfonodi (linfoadenopatia)	Aumento de volumen de los ganglios linfáticos (linfadenopatía)
Insolazione (colpo di sole)	Insolación
Insonnia	Insomnio
Insufficienza epatica	Fallo hepático (insuficiencia hepática)
Insufficienza renale	Fallo renal (insuficiencia renal)
Insufficienza renale acuta	Insuficiencia renal aguda
Insufficienza renale cronica	Insuficiencia renal crónica
Insufficienza venosa cronica cerebrospinale	Insuficiencia venosa cerebro-espinal crónica
Intolleranza al glutine	Intolerancia al gluten
Intolleranza al lattosio	Intolerancia a la lactosa
Intormentire	Hormigueo
Intossicazione alimentare da stafilococco	Intoxicación alimentaria por estafilococo dorado
Intossicazione da metalli pesanti	Envenenamiento por metales pesados
Iperaldosteronismo	Aldosteronismo (hiperaldosteronismo)
Iperattività	Hiperactividad
Ipercalcemia	Hipercalcemia
Iperestenzione della regione posteriore del tronco (opistotono)	Contracción del cuerpo entero de tal manera que se mantiene encorvado hacia atrás (opistótonos)
Iperinsulinismo	Hiperinsulinismo
Iperkaliemia	Hiperpotasemia (hipercalcemia)
Ipermetropia	Hipermetropía
Iperparatiroidismo	Hiperparatiroidismo
Iperpituitarismo	Hiperpituitarismo
Iperplasia endometriale	Hiperplasia endometrial
Iperplasia pseudo-epiteliomatosa	Hiperplasia pseudo-epiteliomatosa
Ipertensione arteriosa essenziale	Hipertensión esencial
Ipertensione arteriosa polmonare	Hipertensión arterial pulmonar
Ipertensione arteriosa secondaria	Hipertensión secundaria
Ipertensione arteriosa sistemica	Incremento de la presión sanguínea (hipertensión)
Ipertensione maligna	Hipertensión maligna
Ipertensione portale	Hipertensión portal
Ipertensione renale	Hipertensión renovascular
Ipertermia	Hipertermia
Ipertiroidismo	Hipertiroidismo
Ipertrofia	Hipertrofia

Ipertrofia prostatica benigna	Hiperplasia benigna de próstata
Ipertrofia ventricolare	Hipertrofia ventricular
Iperuricemia	Hiperuricemia
Iperventilazione	Hiperventilación
Ipervitaminosi	Hipervitaminosis
Ipervolemia (aumento del volume ematico circolante)	Hipervolemia (aumento del volumen de sangre en la circulación)
Ipoalbuminemia	Hipoalbuminemia
Ipocalcemia	Hipocalcemia
Ipocondria	Hipocondría
Ipoglicemia	Hipoglicemia
Ipoinsulinemia	Hipoinsulinismo
Ipokaliemia	Hipocaliemia
Ipoparatiroidismo	Hipoparatiroidismo
Ipopituitarismo	Hipopituitarismo
Ipoplasia del tronco polmonare	Hipoplasia pulmonar
Ipospadia	Hipospadias
Ipossia	Hipoxia
Ipotensione e sincope	Hipotensión y síncope
Ipotermia	Hipotermia
Ipotiroidismo	Hipotiroidismo
Ipotonia	Hipotonía
Ipotonia muscolare	Hipotonía muscular
Ippersensibilità ai normali stimoli esterni (iperestesia)	Sensación exagerada de los estímulos táctiles (hiperestesia)
Iridodialisi	Iridodiálisis
Irite	Iritis
Irradiazione non ionizzante	Irradiación no-ionizante
Irradiazione radioattiva	Irradiación radioactiva
Irsutismo	Hirsutismo
Ischemia	Isquemia
Ischemia degli arti	Isquemia de miembros
Ischemia miocardica	Isquemia miocárdica (angina de pecho)
Isosporiasi	Isosporiasis
Isteria (isterismo)	Histeria
Istoplasmosi	Histoplasmosis
Ittero (itterizia)	Ictericia
Ittero neonatale	Ictericia del recién nacido
Ittero ostruttivo	Ictericia obstructiva
Kala-azar (febbre d'Assam, splenomegalia infantile)	Kala azar (fiebre negra)
Kernittero (encefalopatia bilirubinica)	Kernicterus (encefalopatía neonatal bilirrubínica)
Kuru	Kuru (muerte de la risa)
Labbro leporino	Labio leporino (fisura labial)
Lacerazione (strappo)	Laceración
Lacerazione cerebrale	Laceración cerebral
Laringospasmo	Laringoespasmo
Lebbra	Lepra
Leiomioma	Leiomioma
Leiomiosarcoma	Leiomiosarcoma
Leishmaniosi	Leishmaniasis
Leishmaniosi cutanea	Leishmaniasis cutánea (uta)
Lentezza psicofisica	Respuestas psicofisiológicas lentas
Leptospirosi	Leptospirosis
Lesione del nervo	Lesión de nervio
Lesione del nervo periferico	Lesión de nervio periférico
Lesione ostruttiva dell'intestino tenue	Lesión obstructiva del intestino delgado
Lesioni da scoppio (blast-syndrome)	Síndrome por explosion
Lesioni della testa e del cervello	Lesiones de la cabeza y del cerebro
Lesioni meccaniche	Lesiones mecánicas
Lesioni termiche	Lesiones térmicas
Leucemia	Leucemia
Leucemia acuta linfoblastica	Leucemia linfoblástica aguda
Leucemia linfatica	Leucemia linfática
Leucemia linfatica cronica	Leucemia linfocítica crónica
Leucemia mieloide	Leucemia mieloide
Leucemia mieloide acuta	Leucemia mieloide aguda
Leucemia mieloide cronica	Leucemia mieloide crónica
Leucemia monocitica	Leucemia monocítica
Leucocitosi	Leucocitosis
Leucodistrofia	Leucodistrofia
Leucoplachia	Leucoplaquia
Leucorea	Leucorrea
Lichen planus	Liquen plano
Linfadenite tubercolare	Tuberculosis ganglionar (linfadenitis tubercular)
Linfangioma	Linfangioma
Linfangiosarcoma	Linfangiosarcoma
Linfedema	Linfedema
Linfoma	Linfoma
Linfoma di Hodgkin	Enfermedad de Hodgkin
Linfoma non Hodgkin	Linfoma no-Hodgkin
Lipodistrofia	Lipodistrofia
Lipoma	Lipoma

Lipomatosi pancreatica	Lipomatosis pancreática (reemplazo graso del páncreas)
Liposarcoma	Liposarcoma
Listeriosi	Listeriosis
Lobster-claw deformità di piede	Ectrodactilia en pie
Lombaggine	Dolor de espalda baja (lumbalgia)
Lombalgia dell'atleta	Espalda del gimnasta
Lordosi	Lordosis
Lupus eritematoso sistemico	Lupus eritematoso sistémico
Lussazione	Luxación (lujación, dislocación)
Lussazione acromio-clavicolare	Luxación de la articulación acromioclavicular
Lussazione congenita dell'anca (displasia dell'anca)	Displasia congénita de la cadera (luxación congénita de cadera)
Lussazione del ginocchio	Luxación de la rodilla
Lussazione del gomito	Luxación del codo
Lussazione dell'anca	Luxación de la cadera
Lussazione della caviglia	Luxación del tobillo
Lussazione della mandibola	Dislocación de la mandíbula
Lussazione della rotula	Luxación de la rótula
Lussazione della spalla	Luxación del hombro
Lussazione incompleta (sublussazione)	Desplazamiento de una articulación (subluxación)
Lussazioni delle atricolazioni della mano e delle dita	Luxaciones de la mano y los dedos
Macchie di Koplik	Manchas de Koplik
Mal di denti	Dolor de muelas
Mal di gola (infiammazione della faringe, faringite)	Mal de garganta (inflamación de la faringe, faringitis)
Mal di mare	Mal de mar
Mal di montagna	Mal de montaña (mal de altura)
Mal di schiena (dorsopatia)	Dolor de espalda (dorsalgia)
Mal di schiena su base posturale	Dolor de espalda postural
Mal di testa	Dolor de cabeza
Malaria	Malaria (paludismo)
Malassorbimento	Malabsorción
Malattia autoimmunitaria	Enfermedad autoinmune
Malattia da vibrazioni	Enfermedad de las vibraciones
Malattia dei riempitori dei silos	Enfermedad de los ensiladores
Malattia del cuore (cardiopatia)	Enfermedad del corazón (cardiopatía)
Malattia del motoneurone	Enfermedad de la motoneurona
Malattia di Bornholm (mialgia epidemica)	Enfermedad de Bornholm (mialgia epidémica)
Malattia di Brill-Zinsser	Enfermedad de Brill
Malattia di Chagas	Enfermedad de Chagas (tripanosomiasis americana)
Malattia di Charcot-Marie-Tooth	Enfermedad de Charcot-Marie Tooth
Malattia di Creutzfeldt-Jakob (cosiddetta "malattia della mucca pazza")	Enfermedad de Creutzfeldt-Jakob
Malattia di Crohn	Enfermedad de Crohn
Malattia di decompressione (sindrome di Caisson)	Síndrome de decompresión (enfermedad de los buzos, mal de presión)
Malattia di Dupuytren	Contractura de Dupuytren
Malattia di Freiberg	Enfermedad de Freiberg
Malattia di Haglund (deformità di Haglund)	Enfermedad de Haglund (deformidad de Haglund)
Malattia di Hirschsprung (malattia di Mya)	Enfermedad de Hirschsprung (megacolon agangliónico)
Malattia di Huntington	Enfermedad de Huntington (corea de Huntington)
Malattia di Köhler	Enfermedad de Köhler
Malattia di Legg-Perthes-Calvé	Síndrome de Legg-Calvé-Perthes
Malattia di Lyme (borreliosi di Lyme)	Enfermedad de Lyme (borreliosis de Lyme)
Malattia di Morquio (mucopoli-saccaridosi IV)	Enfermedad de Morquio (mucopolisacaridosis tipo IV)
Malattia di Panner	Enfermedad de Panner
Malattia di Pellegrini-Stieda	Enfermedad de Pellegrini-Stieda

Malattia di Sever	Enfermedad de Sever
Malattia di Van Neck	Enfermedad de Van Neck
Malattia infiammatoria pelvica	Enfermedad pélvica inflamatoria
Malattia parassitaria (parassitosi)	Enfermedad parasitaria (parasitosis)
Malattia professionale	Enfermedad profesional
Malattia sessualmente trasmissibile	Enfermedad de transmisión sexual
Malattie dei vasi sanguigni	Enfermedades de los vasos sanguíneos
Malattie dell'aorta	Enfermedades de la aorta
Malattie delle valvole cardiache	Enfermedades de las válvulas del corazón
Malattie infettive dei bambini	Enfermedades infantiles contagiosas
Mancanza dell'appetito	Pérdida del apetito
Mancanza di movimento	Incapacidad de movimiento
Mancata discesa del testicolo	Descenso incompleto de testículo
Mancata secrezione di urina	Incapacidad para orinar
Mancato sviluppo di un organo (aplasia di un organo)	Desarrollo detenido de un órgano (aplasia de un órgano)
Mania	Manía
Mastopatia	Mastopatía
Mastopatia fibrocistica	Mastitis quística crónica (enfermedad fibroquística)
Medulloblastoma	Meduloblastoma
Megacolon	Megacolon
Melanoma	Melanoma
Melasma	Melasma (cloasma)
Melioidosi	Melioidosis
Meningioma	Meningioma
Meningocele	Meningocele
Meningoencefalite amebica primaria	Meningoencefalitis amebiana primaria
Meningoencefalocele	Meningoencefalocele
Meniscopatia	Meniscopatia
Menopausa	Menopausia
Mesotelioma	Mesotélioma
Mesotelioma sarcomatoide	Mesotélioma sarcomatoide
Mestruazione dolorosa (dismenorrea)	Menstruación dolorosa (dismenorrea)
Metabolismo basale accelerato	Metabolismo basal acelerado
Metamorfosi grassa del fegato	Metamorfosis grasa del hígado
Metastasi	Metástasis
Metatarsalgia	Metatarsalgia
Meteoropatia	Meteoropatía
Mialgia cervicale	Mialgia cervical
Miastenia gravis	Miastenia gravis
Micetoma	Micetoma
Micosi	Micosis
Mieloma multiplo	Plasmacitoma (mieloma múltiple)
Mielomeningocele	Mielomeningocele
Miliaria rubra	Miliaria rubra (sarpullido por el calor)
Minzione dolorosa (stranguria)	Micción dolorosa (angurria)
Mioblastoma	Mioblastoma
Miocardiopatia alcolica	Miocardiopatía alcohólica
Mioclono	Mioclono
Miogelosi	Miogelosis
Mioma	Mioma
Miopia	Miopía
Miosarcoma	Miosarcoma
Miosite ossificante	Miositis osificante
Miosite ossificante progressiva	Miositis osificante progresiva
Miscela di gas (flatulenza)	Tener gases (flatulencia)
Mixedema	Mixedema
Mixoma	Mixoma
Mixosarcoma	Mixosarcoma
Mollusco contagioso	Molusco contagioso
Mollusco pendule (fibroma molle)	Fibroma blando (fibroma molle)
Mononucleosi infettiva (malattia del bacio)	Mononucleosis infecciosa (fiebre glandular, enfermedad de Pfeiffer)
Morbillo	Sarampión
Morbo di Addison	Enfermedad de Addison
Morbo di Alzheimer	Enfermedad de Alzheimer
Morbo di Basedow-Graves	Enfermedad de Graves Basedow
Morbo di Bowen	Enfermedad de Bowen
Morbo di Buerger	Enfermedad de Buerger (tromboangeítis obliterante)
Morbo di Kienböck	Enfermedad de Kienböck
Morbo di Paget	Enfermedad de Paget
Morbo di Parkinson	Enfermedad de Parkinson

Morbo di Whipple	Enfermedad de Whipple
Morsicatura	Mordedura
Morsicatura di animale rabbioso	Mordedura de un animal enfermo de rabia
Morsicatura di cane	Mordedura de perro
Morsicatura di gatto	Mordedura de gato
Morsicatura di ragno	Picadura de araña
Morsicatura di ratto	Mordedura de rata
Morsicatura di serpenti	Mordedura de víbora
Morsicatura di uomo	Mordedura humana
Morsicatura di zecca infetta	Picadura de garrapata infectada
Morso della vedova nera	Mordedura de viuda negra
Morte	Muerte
Morte naturale	Muerte natural
Morte violenta	Muerte violenta
Morva umana	Muermo
Movimenti incontrollati degli occhi (opsoclono)	Movimientos involuntarios y rápidos de los ojos (opsoclonus)
Movimento anormale	Flexibilidad anormal
MSSA (MRSA)	SARM
Muco nasale	Moco (mucus) nasal
Muco nelle feci	Moco en las heces
Mucocele	Mucocele
Mucopolisaccaridosi	Mucopolisacaridosis
Mughetto (moniliasi orale)	Candidiasis oral (muguet oral)
Muscolo flaccido	Músculo flácido
Nanismo	Enanismo
Narcolessia	Narcolepsia (síndrome de Gelineau, epilepsia del sueño)
Naso che cola (rinorrea)	Goteo nasal (rinorrea)
Nausea	Náusea
Necrosi	Necrosis
Necrosi fibrinoide	Necrosis fibrinoide
Nefrite interstiziale	Nefritis intersticial
Nefropatia diabetica	Nefropatía diabética
Nefrosi	Nefrosis
Neoplasie del tratto urogenitale	Tumor urogenital
Neurinoma (Schwannoma)	Neurinoma
Neuroblastoma	Neuroblastoma
Neuroborreliosi	Neuroborreliosis
Neurodermite (dermatite atopica)	Dermatitis atópica
Neurofibromatosi di tipo 1 (malattia di von Recklinghausen)	Neurofibromatosis de tipo 1 (enfermedad de Von Recklinghausen)
Neuroma	Neuroma
Neuroma dell'acustico	Neuroma acústico
Neuropatia	Neuropatía
Neuropatia diabetica	Neuropatía diabética
Nevralgia	Neuralgia
Nevralgia del nervo cranico	Neuralgia craneal
Nevralgia del trigemino	Neuralgia del trigémino
Nevralgia occipitale (nevralgia di Arnold)	Síndrome occipital (neuralgia occipital)
Nevrastenia	Neurastenia
Nevrosi	Neurosis
Nistagmo	Nistagmo
Nodo (nodulo)	Nudo
Noduli di Bouchard	Nudosidades de Bouchard
Noduli di Heberden	Nódulos de Heberden
Nodulo di Suor Maria Giuseppa	Nódulo de la hermana María José
Obesità	Obesidad
Occhi lacrimosi	Ojos llorosos
Occhi secchi (xeroftalmia)	Sequedad de los ojos (xeroftalmia)
Occlusione arteria retinica	Oclusión de la arteria de la retina
Odore sgradevole dell'alito (alitosi, bromopnea)	Mal aliento (halitosis)
Oligodendroglioma	Oligodendroglioma
Oligomenorrea	Oligomenorrea
Oncocercosi (cecità fluviale)	Oncocercosis
Orticaria	Urticaria
Osteitis fibrosa cistica	Ostéitis fibrosa quística
Osteoartropatia ipertrofizzante (sindrome di Pierre Marie-Bamberger)	Osteoartropatía hipertrófica (enfermedad de Bamberger-Marie)
Osteoclastoma (tumore a cellule giganti)	Tumor de células gigantes (osteoclastoma)
Osteocondrite dissecante	Osteocondrosis juvenil
Osteocondroma	Osteocondroma
Osteogenesi imperfetta	Osteogénesis imperfecta (huesos de cristal)
Osteoma	Osteoma
Osteomalacia	Osteomalacia
Osteomielite fungale	Osteomielitis micótica
Osteomielite luetica	Osteomielitis luética

Osteopetrosi (malattia delle ossa di marmo)	Osteopetrosis (enfermedad de los huesos de marmol)
Osteoporosi	Osteoporosis
Osteosarcoma	Osteosarcoma
Osteosclerosi	Osteosclerosis
Ottusità alle estremità	Torpeza en las extremidades
Overdose di droga	Sobredosis por droga
Overdose di farmaci	Sobredosis de medicamentos
Pallore	Palidez
Palmi delle mani caldi e sudati	Palmas de las manos calientes y mojadas
Pancraes aberrante	Pancreas aberrante
Papilledema (edema del nervo ottico)	Edema del nervio óptico
Papilloma	Papiloma
Paracoccidioidimicosi (blastomicosi sudamericana)	Paracoccidioidomicosis
Parafimosi	Parafimosis
Paragonimiasi	Paragonimosis (paragonimiasis)
Paralisi	Parálisis
Paralisi cerebrale infantile	Parálisis cerebral
Paralisi dei arti superiori e inferiori (quadriplegia)	Parálisis en brazos y piernas (tetraplejía, cuadriplejia)
Paralisi di Bell	Parálisis de Bell
Paralisi di parte inferiore del corpo (paraplegia)	Parálisis de la parte inferior del cuerpo (paraplejía)
Paralisi di una metà del corpo (emiplegia)	Parálisis de una mitad lateral de cuerpo (hemiplejía)
Paralisi di una parte di corpo simmetrica (diplegia)	Parálisis de partes simétricas del cuerpo (diplejía)
Paranoia	Paranoia
Paresi	Paresis
Parestesie delle estremità	Adormecimiento de las extremidades
Parodontite	Periodontitis (piorrea)
Paronichia	Paroniquia
Parotite (orecchioni)	Paperas (parotiditis)
Patereccio	Panadizo
Pemfigo	Pénfigo
Perdita dell'udito dovuta all'avanzamento dell'età (presbiacusia)	Trastorno de la capacidad para oír de las personas envejecen (presbiacusia)
Perdita dello strato superiore della pelle (desquamazione)	Desquamación
Perdita di abilità di produzione del linguaggio verbale (afasia)	Pérdida de capacidad de producir lenguaje (afasia)
Perdita di liquido cerebrospinale dal naso (rinoliquorrea)	Salida de líquido cerebroespinal por la nariz (rinoliquorrea)
Perdita di liquido cerebrospinale dall'orechio (otoliquorrea)	Salida de líquido cerebroespinal por el oído (otoliquorrea)
Perdita di memoria	Pérdida de la memoria
Perdita di metà di campo visivo (emianopsia)	Pérdida de la mitad del campo visual (hemianopsia)
Perdita di polso	Pérdida de pulso
Perdita di sangue al di fuori della mestruazione (metrorragia)	Pérdida de sangre uterina (metrorragia)
Perdita di sangue dall'ano (rettoragia, proctorragia)	Pérdida de sangre a través del ano (rectorragia)
Perdita di senso di tocco	Pérdida del sentido del tacto
Perdita di udito	Pérdida de la capacidad auditiva
Perforazione del timpano	Perforación del tímpano
Periostite tibiale (sindrome del muscolo tibiale posteriore)	Síndrome del tibial posterior
Peritendite rotulea (ginocchio del saltatore)	Rodilla de saltador (tendinopatía rotuliana)
Perniosi	Sabañón
Pertosse	Tos ferina (coqueluche)
Peste (pestilenza)	Peste
Petecchia	Petequia
Petto carenato	Pectus carinatum
Piaga da decubito (decubito)	Úlcera de decúbito
Piede calcaneo	Pie calcáneo
Piede cavo (pes cavus)	Pie cavo (pes cavus)
Piede d'atleta (tinea pedis)	Tiña del pie (pie de atleta, tinea pedis)
Piede equino	Pie equino
Piede equino (talipes equinovarus)	Pie equinovaro (talipes equinovarus, pie bot, pie retorcido)
Piede piatto (pes planus)	Pie plano (pes planus, arcos vencidos)
Piede piatto valgo (pes valgus)	Pie valgo

Pielonefrite	Pielonefritis (infección urinaria alta)	Produzione di pochi spermatozoi (oligospermia)	Bajo volumen de semen (oligospermia)
Pilorospasmo	Pilorospasmo	Produzione di saliva eccessiva	Excesiva producción de saliva
Pinta	Pinta	(ipersalivazione)	(hipersalivación)
Pionefrosi	Pionefrosis	Prolasso del retto	Prolapso rectal
Pipita	Padrastro	Prolasso uterino	Prolapso del útero
Piromania	Piromanía	Proteinosi alveolare	Proteinosis alveolar
Pitiriasi versicolor (tinea versicolor)	Tiña versicolor (pitiriasis versicolor)	polmonare	pulmonar
Placca (tartaro)	Placa dental	Proteinuria	Proteinuria
Pneumoconiosi	Neumoconiosis	Prurito (pizzicore)	Prurito (picazón, comezón, rasquiña)
Pneumopatia interstiziale	Enfermedad pulmonar intersticial	Psiconevrosi (nevrosi)	Psiconeurosis
Pneumotorace	Neumotórax	Psicopatia	Psicopatía
Policitemia	Policitemia	Psicosi	Psicosis
Polidattilia	Polidactilia	Psicosi maniaco-	Trastorno bipolar
Polimialgia reumatica	Polimialgia reumática	depressiva	(psicosis maníaco-depresiva)
Polimiosite	Polimiositis	Psittacosi	Psitacosis (fiebre del
Poliomielite (polio, paralisi infantile)	Poliomielitis (parálisis infantil)	(psittacornitosi)	loro)
Polipo	Pólipo	Psoriasi	Psoriasis
Polipo cervicale	Pólipo cervical	Pubalgia dello sportivo	Síndrome de dolor inguinal
Polipo del colon	Pólipo de colon	Pubertà precoce	Pubertad precoz
Polipo della corda vocale	Pólipo de las cuerdas vocales	(pubertà prematura)	
Polipo endometriale	Pólipo endometrial	Pubertà tardiva	Retraso de la pubertad
Polipo nasale	Pólipo nasal		
Polmonite atipica	Neumonía atípica	Puntura di formiche	Picadura de hormiga
Polmonite batterica	Neumonía bacteriana		
Polmonite da Pneumocisti	Neumonía por Pneumocystis	Puntura di scorpione	Picadura de escorpión
Polmonite virale	Neumonía viral	Puntura di zanzara infetta	Picadura de mosquito infectado
Polso accelerato	Pulso acelerado	Pupille costrette	Pupilas pequeñas
Porfiria	Porfiria	Pupille dilatate	Pupilas dilatadas
Porpora	Púrpura	Pus	Pus
Porpora trombotica trombocitopenica	Púrpura trombocitopénica trombótica	Pustola	Pústula
		R.S.I. (Repetitive Strain Injury)	Síndrome de sobreuso
Prematuro sviluppo sessuale del sesso opposto	Desarrollo sexual prematuro del sexo opuesto	Rabbia	Rabia
		Rabdomioma	Rabdomioma
		Rabdomiosarcoma	Rabdomiosarcoma
Prematuro sviluppo sessuale dello stesso sesso	Desarrollo sexual prematuro del mismo sexo	Rachitismo	Raquitismo
		Rachitismo renale	Raquitismo renal
		Raucedine	Ronquera
Presbiopia (presbitismo)	Vista cansada por la edad (presbiopía)	Rene a ferro di cavallo (fusione renale)	Riñón de herradura (fusión en los riñones)
Presenza di emoglobina nelle urine (emoglobinuria)	Hemoglobina en orina (hemoglobinuria)	Rene policistico	Enfermedad poliquística renal
Presenza di pus nelle urine (piuria)	Presencia de pus en la orina (piuria)	Respirazione difficoltosa	Dificultad de respiración
Presenza di pus nello sputo	Esputo que contiene pus	Respirazione superficiale	Respiración superficial
Primo flusso mestruale (menarca)	Primera menstruación (menarquia)	Respiro di Biot	Respiración de Biot
Proctite	Proctitis	Respiro di Cheyne-Stokes	Respiración periódica (respiración de Cheynes-Stokes)

Respiro di Kussmaul	Respiración de Kussmaul
Reticoloendotelioma (reticolosarcoma)	Reticulosarcoma (sarcoma reticuloendotelial)
Retinite pigmentosa	Retinitis pigmentosa
Retinopatia del prematuro	Retinopatía de la prematuridad
Retinopatia diabetica	Retinopatía diabética
Retroflessione uterina	Retroversión del útero
Rettocolite ulcerosa	Colitis ulcerosa
Reumatismo extra-articolare	Reumatismo extraarticular
Rickettsiosi	Rickettsiosis
Ridotta mobilità articolare	Rango de movimiento articular limitado
Riduzione della forza muscolare (astenia)	Pérdida de fuerza muscular (astenia)
Riduzione della frequenza cardiaca (bradicardia)	Descenso de la frecuencia cardiaca (bradicardia)
Riduzione della frequenza respiratoria (bradipnea)	Descenso de la frecuencia respiratoria (bradipnea)
Rigidità	Agarrotamiento
Rigidità dell'articolazione	Rigidez de las articulaciones
Rigidità nucale	Rigidez de nuca (cuello rígido)
Rinite	Rinitis
Rinite allergica	Rinitis alérgica
Rinite vasomotoria	Rinitis vasomotora
Ripugnanza al cibo	Aversión por la comida
Risalita di alimenti dallo stomaco alla bocca (rigurgito)	Regreso del contenido alimentario a través del esófago (regurgitación)
Ritardo mentale	Retraso mental
Ritenzione urinaria	Retención de orina
Rizartrosi (artrosi dell'articolazione alla base del police)	Rizartrosis
Ronzio auricolare (acufene, tinnito)	Pitidos en el oído (acúfeno, tinnitus)
Rosacea	Rosácea
Rosolia	Rubéola
Rottura	Ruptura (rotura)
Rottura del legamento	Ruptura de ligamento
Rottura del legamento crociato anteriore del ginocchio	Ruptura de ligamento cruzado anterior
Rottura del menisco	Ruptura de menisco
Rottura del tendine	Ruptura del tendón
Rottura del tendine di Achille	Ruptura del tendón de Aquiles
Rottura della cuffia dei rotatori	Ruptura del manguito rotador
Rottura della milza	Ruptura del bazo
Rottura della vescica urinaria	Ruptura de la vejiga urinaria
Rottura di aneurisma	Ruptura del aneurisma
Rottura muscolare	Ruptura muscular
Ruga	Arruga
Rumore durante la respirazione (stridore)	Estridor
Sacco dell'ernia	Saco de hernia (saco herniario)
Salmonellosi	Salmonelosis
Sangue al liquido cerebrospinale	Sangre en el líquido cefalorraquídeo
Sangue nelle feci (ematochezia)	Sangre en las heces (hematochezia)
Sangue nello sputo (emottisi)	Sangre en el esputo (hemoptisis)
Sarcoidosi	Sarcoidosis (enfermedad de Besnier-Boeck)
Sarcoma	Sarcoma
Sarcoma botrioide	Sarcoma botrioide
Sarcoma di Ewing	Sarcoma de Ewing
Sarcoma di Kaposi	Sarcoma de Kaposi
Sarcoma sinoviale	Sarcoma sinovial
Sarcopenia	Sarcopenia
SARS (Sindrome Acuta Respiratoria Severa)	Síndrome respiratorio agudo severo (SRAS, SARS)
Sbadiglio	Bostezo
Sbavando (ptialismo, scialorrea)	Sialorrea (ptialismo)
Scabbia (rogna)	Arador de la sarna (escabiosis)
Scarlattina	Escarlatina (fiebre escarlata)
Scarsa secrezione salivare (xerostomia)	Sequedad de la boca (xerostomía)
Schistosomiasi	Esquistosomiasis (bilharziasis)
Schizofrenia	Esquizofrenia
Sciatica	Ciática
Sclerodermia	Esclerodermia
Sclerosi laterale amiotrofica	Esclerosis lateral amiotrófica
Sclerosi multipla	Esclerosis múltiple
Scoliosi	Escoliosis
Scorbuto	Escorbuto
Scossa muscolare (fasciciolazione)	Crispar del músculo (fasciculación)
Scotoma	Escotoma
Seborrea	Seborrea
Semi-coma	Semicoma

Sensazione bruciante	Sensación de ardor
Sensibilità al dolore (algesia)	Sensibilidad al dolor (algesia)
Senso della paura	Sensación de miedo
Senso delle scarpe troppo strette	Sensación de "zapatos apretados"
Sepsi	Sepsis
Sesta malattia (roseola infantum, esantema subitum)	Roséola (exantema súbito)
Sete	Sed
Setticemia	Septicemia
Sfogo (eruzione cutanea)	Sarpullido (erupción, eccema)
Shigellosi	Shigelosis
Shock cardiogeno	Choque cardiogénico
Shock chirurgico	Choque quirúrgico
Shock endotossico	Choque endotoxico
Shock ipovolemico	Choque hipovolémico
Shock neurogeno	Choque neurogénico
Shock ostruttivo	Choque obstructivo
Shock settico	Choque séptico
Shock spinale	Choque espinal
Shock traumatico	Choque traumático
SIDA (sindrome da ImmunoDeficienza Acquisita, AIDS)	SIDA (síndrome de inmunodeficiencia adquirida)
Siderosi	Siderosis
Sifilide (lue)	Sífilis
Sifiloma	Chancro
Silicosi	Silicosis
Sincope	Síncope
Sindattilia	Sindactilia
Sindrome alcolica fetale	Síndrome de alcoholismo fetal
Sindrome cervicale	Síndrome cervical
Sindrome cervicobrachiale (sindrome spalla-mano)	Síndrome cérvico-braquial
Sindrome compartimentale	Síndrome compartimental
Sindrome da carcinoide	Síndrome carcinoide
Sindrome da conflitto subacromiale (impingement sub-acromiale)	Síndrome del conflicto subacromial
Sindrome da distress respiratorio	Síndrome de distrés respiratorio
Sindrome da distress respiratorio del neonato (malattia da membrane ialine polmonari)	Enfermedad de la membrana hialina (síndrome de distrés respiratorio)
Sindrome da fatica cronica	Síndrome de fatiga crónica
Sindrome da impingement della caviglia	Pinzamiento anterolateral del tobillo
Sindrome da impingement posteriore di caviglia	Síndrome de pinzamiento posterior del tobillo
Sindrome da schiacciamento	Síndrome de aplastamiento (síndrome de crush)
Sindrome da stress tibiale mediale	Dolor en las espinillas
Sindrome da vibrazioni mano-braccio	Vibraciones mano brazo (dedo blanco inducido por vibraciones)
Sindrome degli ischio-crurali (sindrome dell'hamstring)	Síndrome de isquiosurales cortos
Sindrome del bambino flaccido	Síndrome de bebé flácido
Sindrome del colon irritabile (colon spastico)	Síndrome de intestino irritable (colon irritable, colon espástico)
Sindrome del dolore patello-femorale (ginocchio del corridore)	Chondromalacia rotuliana (síndrome patelo-femoral)
Sindrome del grido di gatto	Síndrome del maullido del gato (síndrome de Lejeune)
Sindrome del tunnel carpale	Síndrome del túnel carpiano
Sindrome del tunnel cubitale	Síndrome del túnel cubital
Sindrome del tunnel tarsale	Síndrome del túnel tarsiano
Sindrome della benderella ileotibiale	Síndrome de fricción de la banda iliotibial
Sindrome della classe economica	Síndrome de la clase turista
Sindrome della morte improvvisa del lattante	Síndrome de muerte súbita del lactante (muerte en cuna)
Sindrome delle apnee nel sonno	Apnea del sueño
Sindrome dello stretto toracico superiore	Síndrome del estrecho torácico
Sindrome di Behçet	Síndrome de Behçet
Sindrome di Blount	Enfermedad de Blount (tibia vara)
Sindrome di Cushing (ipercortisolismo)	Síndrome de Cushing (hipercortisolismo)
Sindrome di De Quervain	Síndrome de DeQuervain
Sindrome di Down	Síndrome de Down

Sindrome di Edwards	Síndrome de Edwards (trisomía del 18)
Sindrome di Eisenmenger	Síndrome de Eisenmenger
Sindrome di Goodpasture	Síndrome de Goodpasture
Sindrome di Guillain-Barré	Síndrome de Guillain-Barré
Sindrome di Hoffa	Enfermedad de Hoffa
Sindrome di Kawasaki	Enfermedad de Kawasaki
Sindrome di Leriche	Síndrome de Leriche
Sindrome di Marfan	Síndrome de Marfan
Sindrome di McCune-Albright-Sternberg	Síndrome de McCune-Albright
Sindrome di Menière	Enfermedad de Menière
Sindrome di Osgood-Schlatter	Enfermedad de Osgood-Schlatter
Sindrome di Patau	Síndrome de Patau (trisomía en el par 13)
Sindrome di Preiser	Enfermedad de Preiser
Sindrome di Raynaud	Enfermedad de Raynaud
Sindrome di Reiter	Síndrome de Reiter (artritis reactiva)
Sindrome di Reye	Síndrome de Reye
Sindrome di Sjögren	Síndrome de Sjögren
Sindrome di Tourette	Síndrome de Tourette
Sindrome di Turner	Síndrome de Turner
Sindrome dolorosa	Síndrome doloroso
Sindrome epato-renale	Síndrome hepatorrenal
Sindrome mielodisplasica	Síndrome mielodisplásico (preleucemia)
Sindrome nefrosica	Síndrome nefrótico
Sindrome post trombotica	Síndrome postrombótico
Sindrome premestruale	Síndrome premenstrual
Sindrome prodromica	Síndrome prodrómico
Singhiozzo	Hipo
Sinostosi radio-ulnare	Sinostosis radiocubital
Sinovioma	Sinovioma
Sinusite	Dolor de cabeza por sinusitis
Siringomielia	Siringomielia
Soffio cardiaco	Soplo del corazón
Soffocamento (soffocazione, asfissia)	Atragantamiento
Sonnambulismo	Sonambulismo (noctambulismo)
Sonnolenza	Somnolencia
Soppressione della secrezione di urina	Supresión de la secreción de orina
Sordità	Sordera
Sordità parziale	Corto de oído (parcialmente sordo)
Sottopeso (grave magrezza)	Desnutrición
Spasmo (contrazione involontaria)	Espasmo (calambre)
Spasmo di vagina (vaginismo)	Espasmo vaginal (vaginismo)
Spasmo facciale	Espasmo facial
Spasmo muscolare	Espasmo muscular (calambre)
Spermatocele (cisti spermatica)	Espermatocele
Spina bifida	Espina bífida
Spina nel calcagno (spina calcaneare)	Espuela de talón (espuela calcánea)
Splenomegalia	Esplenomegalia
Spondilite	Espondilitis
Spondilite anchilosante	Espondilitis anquilosante (morbus Bechterew)
Spondilite tubercolare (morbo di Pott)	Espondilitis tuberculosa
Spondilolistesi	Espondilolistesis
Spondilosi	Espondilosis
Sporotricosi	Esporotricosis
Spostamento del rene (ptosi renale, nefroptosi)	Riñón flotante (ptosis renal, nefroptosis)
Spostamento della palpebra (palpebra calante, blefaroptosi)	Despredimiento del párpado superior (blefaroptosis)
Sputo schiumoso	Esputo espumoso
Stanchezza (fatica, astenia)	Cansancio (fatiga, letargo, astenia)
Starnuto	Estornudo
Stenosi aortica	Estenosis de la válvula aórtica
Stenosi dell'arteria polmonare	Estenosis de la arteria pulmonar
Stenosi esofagea	Estenosis esofágica
Stenosi ipertrofica del piloro	Estenosis pilórica hipertrófica
Stenosi mitralica	Estenosis mitral
Stenosi pilorica	Estenosis del píloro
Stenosi pilorica congenita	Estenosis congénita del píloro
Stenosi polmonare	Estenosis de la válvula pulmonar

Sterilità (infecondità)	Infertilidad
Stiramento	Desgarro
Stiramento del legamento	Desgarro de ligamento
Stiramento del tendine	Desgarro de tendón
Stitichezza (costipazione)	Estreñimiento
Strabismo	Estrabismo
Strangolamento (strozzamento)	Estrangulamiento
Strappo muscolare	Desgarro muscular
Stupor	Sopor
Stupore	Estupor
Sudorazione (traspirazione)	Transpiración (sudación)
Sudore notturno	Sudor nocturno
Tachicardia	Taquicardia
Talassemia	Talasemia
Tamponamento cardiaco	Tamponamiento cardíaco (tamponamiento pericárdico)
Tappo di cerume	Tapón de cerumen
Temperatura corporea elevata	Aumento en la temperatura corporal
Tendinite dei estensori delle dita del piede	Tendinitis de los extensores de los dedos
Tendinite del flessore lungo dell'alluce	Tendinitis del flexor hallucis longus
Tendinite del muscolo tibiale posteriore	Tendinopatía tibial posterior
Tendinite del popliteo	Tendinitis poplítea
Tendinite dell'avambraccio	Tendinitis en el antebrazo
Tendinopatia Achille da overuse	Tendinitis por sobreuso en el tendón de Aquiles
Tendinopatia achillea (achillodinia)	Tendinitis de Aquiles
Tendinosi	Tendinosis (lesión crónica del tendón)
Tensione di parete addominale	Tensión de la pared abdominal
Teratocarcinoma	Teratocarcinoma
Teratoma	Teratoma
Tetania	Tetania
Tetano	Tétanos (tétano)
Tetralogia di Fallot	Tetralogía de Fallot
Tic	Tic
Tifo esantematico (tifo epidemico)	Tifus exantemático epidémico
Tifo murino (tifo endemico)	Tifus endémico murino
Tigna (tinea capitis)	Tiña de la cabeza (tinea capitis)
Tinea corporis	Tiña corporal (tinea corporis)
Tinea cruris	Tiña crural (tinea cruris)
Tinea favosa	Tiña favosa (favus, tinea favosa)
Tirare su col naso	Sorberse la nariz (moqueo)
Tireotossicosi	Tirotoxicosis
Tiroidite di Hashimoto	Tiroiditis de Hashimoto
Tiroidite di Riedel	Tiroiditis de Riedel
Torace a imbuto (petto escavato)	Pecho hundido (pectus excavatum)
Torcicollo	Tortícolis
Torsione del testicolo	Torsión testicular
Torsione dell'osso	Torsión del hueso
Tosse	Tos
Tosse produttiva	Tos productiva
Tosse secca	Tos seca (tos perruna)
Tossicodipendenza (tossicomania)	Adicción a las drogas (drogodependencia)
Tossinfezione da Clostridium perfringens	Tóxico-infección por Clostridium perfringens
Toxocariasi	Toxocariasis
Toxoplasmosi	Toxoplasmosis
Tracoma	Tracoma
Trapianto renale	Transplante de riñón
Trasposizione dei grossi vasi	Transposición de los grandes vasos
Trasposizione dell'aorta	Transposición de la aorta
Trasposizione dell'arteria polmonare	Transposición de la arteria pulmonar
Trauma sportivo	Lesión deportiva
Tremito (tremore)	Temblor
Tremore delle mani	Temblor en las manos
Trichinosi	Triquinelosis (triquinosis)
Trichomonas vaginalis	Trichomonas vaginalis
Trichomoniasi	Trichomoniasis
Tripanosomiasi	Tripanosomiasis
Tripanosomiasi africana (malattia del sonno)	Tripanosomiasis africana (enfermedad del sueño)
Trombo	Coágulo sanguíneo (trombo)
Trombocitopenia	Trombocitopenia
Tromboembolia	Tromboembolismo
Tromboflebite	Tromboflebitis
Trombosi	Trombosis
Trombosi venosa	Trombosis venosa

Tsutsugamushi (tifo fluviale giapponese)	Tsutsugamushi (fiebre fluvial japonesa, tifus de los matorrales)	Ustione da corrente elettrica	Quemadura eléctrica
Tubercolosi (tisi)	Tuberculosis (tisis, TBC)	Ustione da medusa	Quemadura de medusa
		Vampata di calore	Sofocos
Tubercolosi dei reni	Tuberculosis renal	Varicella	Varicela
Tubercolosi delle ossa	Tuberculosis ósea	Varici degli arti inferiori	Venas varicosas de las piernas
Tubercolosi epatica	Tuberculosis hepática	Varici esofagee	Varices esofágicas
		Varicocele	Varicocele
Tubercolosi intestinale	Tuberculosis intestinal	Varicosi (varici, malattia varicosa)	Varices
Tubercolosi polmonare	Tuberculosis pulmonar	Variola vera (vaiolo)	Viruela
Tubercolosi urogenitale	Tuberculosis urogenital	Vene varicose del collo	Varices del cuello
Tularemia (febbre dei conigli)	Tularemia (fiebre de los conejos)	Verruca	Verruga
		Vescichetta (bolla)	Ampolla
Tumore	Tumor	Visione doppia (diplopia)	Visión doble (diplopía)
Tumore benigno	Tumor benigno	Vitiligine	Vitiligo
Tumore del sacco vitellino	Tumor de saco vitelino	Voglia (neo, nevo)	Nevus (nevo)
Tumore di Brenner	Tumor de Brenner	Volvolo	Retorcimiento anormal del intestino (vólvulo)
Tumore di Wilms (nefroblastoma)	Tumor de Wilms (nefroblastoma)		
Tumore maligno	Tumor maligno (cáncer)	Vomito (emetismo)	Vómito (emesis)
Tumore misto	Tumor mixto	Vomito senza nausea (vomito a getto, vomito cerebrale)	Vómito sin náusea (vómito cerebral)
Tumore misto maligno	Tumor mixto maligno		
		Xantelasma	Xantelasma
Tungiasi (tunga penetrans)	Tungiasis	Xantoma	Xantoma
		Zoonosi	Zoonosis
Ulcera (ulcerazione)	Úlcera (llaga)	Zoppicamento	Cojera
Ulcera duodenale	Úlcera duodenal		
Ulcera gastrica	Úlcera gástrica	**FARMACIA**	**FARMACIA**
Ulcera ischemica	Úlcera isquémica		
Ulcera perforata	Úlcera perforada	A digiuno	En ayunas
Ulcera varicosa	Úlcera varicosa	A mezzogiorno	A mediodía
Ulcera venerea (cancroide)	Chancroide (chancro blando)	Acido borico	Ácido bórico
		Adrenalina	Adrenalina
Unghia incarnita (onicocriptosi)	Uña encarnada (onicocriptosis)	Aerosol	Aerosol
		Ago	Aguja
Uremia (accumulo nel sangue di sostanze azotate a causa dell'insufficienza renale)	Uremia (acumulación en la sangre de los productos tóxicos por un fallo renal)	Alcool	Alcol
		Allergia a medicamento	Alergia al medicamento
		Aminofillina	Aminofilina
		Ampicillina	Ampicilina
		Ampolla (fiala)	Ampolla (recipiente)
Urina di colore rosso	Orina de color rojo	Analgesico	Analgésico
		Anestetico	Anestésico
Urina marrone	Orina de color marrón	Antiacido	Antiácido
		Antibiotico	Antibiótico
Urinazione frequente (pollachiuria)	Micción frecuente	Anticoagulante	Anticoagulante
		Anticonvulsante	Anticonvulsivo (antiepiléptico)
Urinazione notturna (nicturia)	Emisión excesiva de orina durante la noche (nicturia)	Antidepressivo	Antidepresivo
		Antidiabetico	Antidiabético
		Antidiaforetico	Desodorante
Urine torbide	Orina turbia	Antidiarroici	Antidiarréico
Ustione	Quemadura	Antidoto	Antídoto
		Antielmintici	Antihelmíntico

Antiemetico	Antiemético
Antimalarico	Antimalárico
Antimicotico	Antimicótico (antifúngico)
Antinfiammatorio	Antiinflamatorio (antiflogístico)
Antiossidante (sostanza antiossidante)	Antioxidante
Antipiretico	Antipirético
Antipsicotico	Antipsicótico
Antireumatico	Antireumático
Antisettico	Antiséptico
Antisettico urinario	Antiséptico de las vías urinarias
Antisiero	Antisuero
Antistaminico	Antihistamínico
Antitossina	Antitoxina
Aspirina	Aspirina
Assorbenti igienici	Toalla sanitaria (compresa, pantiprotector)
Assorbenti per l'incontinenza	Pañal para adultos
Atropina	Atropina
Barbiturico	Barbitúrico
Bendaggio	Venda
Bilancia	Balanza
Bottiglietta (boccetta)	Frasquito
Bouillotte (bouilloire)	Bolsa de agua caliente (guatero)
Broncodilatatore	Broncodilatador
Burrocacao	Bálsamo de labios
Caffeina	Cafeína
Calcio	Calcio
Camomilla	Manzanilla
Candelette	Supositorio vaginal
Cannabis terapeutica	Cannabis medicinal
Capsula	Cápsula
Carbone attivo	Carbón activado
Cardiotonico	Cardiotónico
Cefalosporina	Cefalosporina
Cerotto	Tira adhesiva sanitaria
Cerotto antifumo	Parche de nicotina
Chemioterapia	Quimioterapia
Citostatico	Citostático
Clistere	Enema (clisma)
Cloramfenicolo	Cloranfenicol
Cloro	Cloro
Cobalto	Cobalto
Codeina	Codeína
Collirio	Colirio
Collutorio	Enjuague bucal (colutorio)
Compressa	Compresa
Compressa (pasticca, tavoletta)	Comprimido
Compresse solubili	Solubilizantes (comprimidos dispersables en agua)
Contraccettivo	Anticonceptivo
Corticosteroide	Corticosteroide
Crema	Crema
Cucchiaio	Cuchara
Dentifricio	Pasta de dientes (dentífrico)
Di mattina	Por la mañana
Diaframma	Diafragma
Digestivo	Digestivo
Dimagrante (farmaco antiobesità)	Fármaco antiobesidad
Diuretico	Diurético
Dolcificante artificiale	Edulcorante artificial
Dopo il pasto	Después de una comida
Dose	Dosis
Effetti indesiderati da farmaco	Reacción adversa a medicamento
Emostatico	Hemostático
Emulsione	Emulsión
Eparina	Heparina
Eritromicina	Eritromicina
Espettorante	Expectorante
Farmacista	Farmacéutico
Farmaco anti-alcol	Fármaco antialcohólico
Farmaco anti-infiammatore non steroide FANS	Antiinflamatorio no esteroideo
Farmaco antiallergico	Antialérgico
Farmaco antianemico	Antianémico
Farmaco antiaritmico	Agente antiarrítmico
Farmaco antiipertensivo	Antihipertensivo
Farmaco antiprotozoico	Antiprotozoario
Farmaco antitubercolare	Fármaco tuberculostático
Farmaco antivirale	Fármaco antiviral
Fentanyl	Fentanilo
Ferro	Hierro (fierro)
Filo interdentale	Seda dental (hilo dental)
Filtro solare (crema solare ad alta protezione)	Protector solar
Fitoterapia	Fitoterapia
Fosforo	Fósforo
Garza	Gasa
Gel	Gel
Gentamicina	Gentamicina
Glucosio	Glucosa
Gocce	Gotas
Gocce nasali	Gotas nasales

Gocce per il mal di orecchi	Gotas óticas
Gomma da masticare antifumo	Goma de mascar de nicotina
Grammo	Gramo
Immunoglobulina	Inmunoglobulina
Immunosoppressivo	Inmunosupresor
Inalazione (farmaco per inalazioni)	Inhalación
Iniezione	Inyección
Insettifugo	Repelente de insectos
Insulina	Insulina
Interferone	Interferón
Iodio (tintura di iodio)	Yodo (iodo)
Ipnotico	Hipnótico
La sera	Por la noche
Lassativo	Laxante
Lente a contatto morbida	Lente de contacto blanda
Lente a contatto rigida	Lente de contacto duro
Lenti a contatto	Lentes de contacto (lentillas, pupilentes)
Litro	Litro
Lozione	Loción
Lubrificante	Lubricante
Magnesio	Magnesio
Manganese	Manganeso
Medicamento (farmaco, rimedio)	Medicamento (fármaco)
Metadone	Metadona
Microgrammo	Microgramo
Milligrammo	Miligramo
Millilitro	Mililitro
Minerale	Mineral
Miorilassante	Relajante muscular (miorrelajante)
Misuratore di pressione (sfigmomanometro)	Tensiómetro (esfigmomanómetro)
Molibdeno	Molibdeno
Morfina	Morfina
Mucolitico	Mucolítico
Nistatina	Nistatina
Occhiali	Gafas
Olio di jojoba	Aceite de jojoba
Olio di mandorla	Aceite de almendras dulces
Olio di ricino	Aceite de ricino
Olio essenziale (olio eterico)	Aceite esencial
Olio minerale	Aceite mineral
Omega-3 acidi grassi	Ácido graso omega 3
Oppioide	Opioide
Oralmente (per via orale, per bocca)	Por vía oral
Ossicodone	Oxicodona
Ovatta	Algodón hidrófilo
Paracetamolo	Paracetamol
Paraffina	Parafina
Pezzo (porzione)	Pieza
Pasta	Pasta
Pasticca (pastiglia)	Pastilla
Penicillina	Penicilina
Per l'applicazione esterna	De uso externo
Pillola anticoncezionale	Píldora anticonceptiva
Pillola del "giorno doppo" (contraccezione postcoitale, contraccezione di emergenza)	Anticonceptivo de emergencia (contracepción poscoital)
Polvere liquido	Polvo liquido
Polverina (polvere)	Polvo
Pomata (unguento)	Ungüento (pomada)
Potassio	Potasio
Pozione	Poción
Prescrizione (rimedio prescritto)	Receta
Preservativo (profilattico, condom)	Preservativo (condón, profiláctico)
Psicostimulanti	Psicoestimulante
Purgante (purga)	Purgante (purgativo)
Rame	Cobre
Repellente antizanzare	Repelente de mosquitos
Rettale	Rectal
Salicilato	Salicilato
Sapone	Jabón
Schiuma (spuma)	Espuma
Schiuma anticoncezionale	Espuma anticonceptiva
Sciacquatra (risciacquatura)	Lavado
Sciroppo	Jarabe
Sedativo (calmante)	Sedativo
Siero	Suero
Siringa per iniezioni	Jeringa
Sistema internazionale di unità di misura	Sistema Internacional de Unidades
Sodio	Sodio
Soluzione	Soluto
Soluzione fisiologica	Suero fisiológico
Soluzione per pulizia dentiera	Solución limpiadora de dentadura
Soluzione per pulizia lenti a contatto	Solución limpiadora de lentes de contacto
Sostanza nutriente (sostanza nutritiva)	Nutrimento (nutriente)
Sovradosaggio	Sobredosis
Spasmolitico	Espasmolítico
Spermicida	Espermicida
Spruzzo (vaporizzato)	Rociada
Spugna contraccettiva	Esponja anticonceptiva

Sublinguale	Vía sublingual
Sulfamidici (sulfonamidici)	Sulfonamida
Supposta	Supositorio
Tampone	Tampón
Terapia ormonale sostitutiva	Terapia de sustitución hormonal
Termometro	Termómetro
Test di gravidanza ad uso domiciliare	Prueba de embarazo
Tetraciclina	Tetraciclina
Tintura	Tintura
Tisana (infuso di erbe)	Tisana (infusión de hierbas)
Tonico (ricostituente)	Tónico
Tramadolo	Tramadol
Vaccino	Vacuna
Vasodilatatore	Vasodilatador
Veleno	Veneno
Viagra (citrato di sildenafil)	Viagra
Vitamina	Vitamina
Vitamina A (retinolo)	Vitamina A (retinol)
Vitamina B1 (tiamina)	Vitamina B1 (tiamina)
Vitamina B2 (riboflavina)	Vitamina B2 (riboflavina)
Vitamina B3 (niacina, vitamina PP)	Vitamina B3 (niacina, vitamina PP)
Vitamina B4 (adenina)	Vitamina B4 (adenina)
Vitamina B5 (acido pantotenico, vitamina W)	Vitamina B5 (ácido pantoténico)
Vitamina B6 (piridossina)	Vitamina B6 (piridoxina)
Vitamina B7 (inositolo)	Vitamina B7 (inositol)
Vitamina B8 (biotina)	Vitamina B8 (biotina)
Vitamina B9 (acido folico)	Vitamina B9 (ácido fólico)
Vitamina B10 (vitamina R)	Vitamina B10 (vitamina R)
Vitamina B11 (vitamina S)	Vitamina B11 (vitamina S)
Vitamina B12 (cobalamina)	Vitamina B12 (ciancobalamina)
Vitamina C (acido L-ascorbico)	Vitamine C (enantiómero L de ácido ascórbico)
Vitamina D2 (ergocalciferolo)	Vitamina D2 (ergocalciferol)
Vitamina D3 (colecalciferolo)	Vitamina D3 (colecalciferol)
Vitamina D4 (diidro-ergocalciferolo)	Vitamina D4
Vitamina D5 (sitocalciferolo)	Vitamina D5 (sitocalciferol)
Vitamina E (tocoferolo)	Vitamina E (alfatocoferol)
Vitamina F (acido linoleico)	Ácido linoleico
Vitamina J (colina)	Vitamina J (colina)
Vitamina K (fillochinone)	Vitamina K (filoquinona)
Vitamina L1 (acido antranilico)	Vitamina L1 (ácido antranílico)
Vitamina P (flavonoidi)	Vitamina P (flavonoide)
Zinco	Zinc (cinc)
Zinco pasta	Pasta de óxido de zinc
Zolfo	Azufre

ISTITUZIONI, PROCEDURE E CURE DI MEDICINA — FACILIDADES MÉDICAS, PROCEDIMIENTOS Y ASISTENCIA MÉDICA

Accettazione	Mostrador de recepción
Acqua	Agua
Addentare	Morder
Allarme	Alarma
Ambulanza	Enfermería
Amputazione	Amputación
Anestesia	Anestesia
Anestesia generale	Anestesia general
Anestesia locale	Anestesia local
Angioplastica coronarica	Intervención coronaria percutánea
Apertura chirurgica del cranio (craniotomia)	Abertura quirúrgica en el cráneo (craneotomía)
Apertura chirurgica di un articolazione (artrotomia)	Incisión quirúrgica de una articulación (artrotomía)
Apparecchio acustico	Audífono
Aprire	Abrir
Armadio (credenza)	Armario
Artrodesi	Artrodesis
Ascensore	Elevador
Aspiratore di secreti	Aspirador
Asportazione chirurgica del pancreas (pancreatectomia)	Extirpación quirúrgica del páncreas (pancreatectomía)
Asportazione chirurgica del testicolo (orchiectomia)	Extirpación quirúrgica del testículo (orquidectomía)
Asportazione chirurgica del timo (timectomia)	Extirpación quirúrgica del timo (timectomía)

Asportazione chirurgica dell'appendice (appendicectomia)	Extirpación quirúrgica del apéndice cecal (apendicectomía)
Asportazione chirurgica dell'utero (isterectomia)	Extracción quirúrgica del útero (histerectomía)
Asportazione chirurgica della colecisti (colecistectomia)	Extracción quirúrgica de la vesícula biliar (colecistectomía)
Asportazione chirurgica della lamina di vertebre (laminectomia)	Extirpación quirúrgica de parte de una vértebra (laminectomía)
Asportazione chirurgica della laringe (laringectomia)	Extirpación quirúrgica de la laringe (laringectomía)
Asportazione chirurgica della mammella (mastectomia)	Remoción quirúrgica de seno (mastectomía)
Asportazione chirurgica della milza (splenectomia)	Extirpación quirúrgica del bazo (esplenectomía)
Asportazione chirurgica della prostata (prostatectomia)	Extirpación quirúrgica de la próstata (prostatectomía)
Asportazione chirurgica della sacca aneurismatica (aneurismectomia)	Extirpación quirúrgica de un aneurisma (aneurismectomía)
Asportazione chirurgica della tiroide (tiroidectomia)	Extirpación quirúrgica de la glándula tiroides (tiroidectomía)
Asportazione chirurgica delle adenoidi (adenoidectomia)	Extirpación quirúrgica de las adenoides (adenoidectomía)
Asportazione chirurgica delle emorroidi (emorroidectomia)	Extirpación quirúrgica de las hemorroides (hemorroidectomía)
Asportazione chirurgica delle tonsille (tonsillectomia)	Extracción quirúrgica de las amígdalas (tonsilectomía)
Asportazione chirurgica dello stomaco (gastrectomia)	Extirpación quirúrgica del estómago (gastrectomía)
Asportazione chirurgica di calcolo (litotomia)	Extracción quirúrgica de los cálculos (litotomía)
Asportazione chirurgica di fibromi nell'utero (miomectomia)	Extirpación quirúrgica de los fibromas uterinos (miomectomía)
Asportazione chirurgica di strutturalobale di un organo (lobectomia)	Extirpación quirúrgica de un lóbulo de un órgano (lobectomía)
Asportazione chirurgica di uno o etrambi surreni (surrenectomia, adrenalectomia)	Extirpación quirúrgica de una glándula suprarrenal (adrenalectomía)
Assicurazione sanitaria	Seguro de salud
Assistenza infermieristica	Asistencia (cuidado)
Assistenza sanitaria primaria	Atención primaria de salud
Autoambulanza	Ambulancia
Autopsia	Autopsia
Bagno	Cuarto de baño
Barella (lettiga)	Camilla enrollable
Bendaggio gessato	Escayola de inmovilización
Bypass	By-pass
Cadavere (salma)	Cadáver
Calendario vaccinale	Calendario de vacunación
Cambiarsi	Cambiarse
Camera di malato	Cuarto del paciente
Camicia da notte	Camisón
Camicia protettiva	Gabacha desechable
Cannula	Cánula
Cannula nasale	Cánula nasal
Cannula oro-faringea	Cánula orofaríngea (tubo de Mayo, cánula de Guédel)
Cardiologia	Cardiología
Cardiostimolatore (stimolatore cardiaco)	Marcapasos
Carrello	Camilla
Carrell servitore	Mesa para cama
Cassetta di pronto soccorso	Botiquín de primeros auxilios
Catetere	Catéter
Catetere vescicale	Catéter urinario
Causa di morte	Causa de muerte
Cauterizzazione	Cauterización
Cena	Cena
Centro di medicina	Centro médico
Chemioterapia	Quimioterapia
Chirurgia	Cirugía
Chirurgia laparoscopica	Cirugía laparoscópica
Chiudere	Cerrar
Chiusura delle tube	Esterilizatióm quirúrgica femenina (ligadura de trompas)

Ciabatte	Pantuflas
Circoncisione	Circuncisión
Citologia	Citología
Colazione	Desayuno
Collare cervicale	Collar cervical
Comodino	Mesilla de noche
Contagioso (infettivo)	Contagioso
Coperta	Cubrecama (colcha, manta)
Corona	Corona
Crioestrazione	Crío-extracción
Cuffietta protettiva	Gorra desechable
Cuscino	Almohada
Deambulatore (tutore per disabili)	Andador
Defecazione	Defecación
Defibrillatore	Desfibrilador
Defibrillatore manuale	Desfibrilador manual
Defibrillazione	Desfibrilación
Dentista	Dentista
Deposito (magazzino)	Almacenaje
Dermatologia	Dermatología
Diagnosi	Diagnóstico
Dialisi	Diálisis
Dialisi epatica	Diálisis de hígado
Dialisi renale	Diálisis renal
Dieta (regime dietetico)	Régimen (dieta)
Digestione	Digestión
Dinamometro	Dinamómetro
Donatore / donatrice	Donante
Donazione del sangue	Donación de sangre
Dottore / dottoressa (medico)	Médico
Drenaggio	Drenaje
Drenaggio posturale	Drenaje postural
Elettrochirurgia	Electrocirurgía
Elettrodo	Electrodo
Elettroterapia	Electroterapia
Esercizi di equilibrio	Entrenamiento del equilibrio
Esercizi di Kegel	Ejercicios de Kegel
Esercizi di respirazione	Ejercicios de respiración
Esercizio	Ejercicio
Estrazione del dente	Exodoncia dental
Fasciatura (bendaggio)	Apósito
Fermacapo	Inmovilizador de cabeza
Finestra	Ventana
Fisioterapia	Fisioterapia
Fisioterapista	Fisioterapeuta
Forbici	Tijeras
Formazione chirurgica di stomia (colostomia)	Exteriorización de una parte de intestino a través de la cavidad abdominal (colostomía)
Gel elettro-conduttivo	Gel conductor
Germi	Gérmenes
Gerontologia	Gerontología
Ginecologia	Ginecología
Goniometro	Goniómetro
Gruccia (stampella)	Muleta
Guanti protettivi	Guantes desechables
Guarigione (ristabilimento)	Recuperación
Idroterapia	Hidroterapia
Immunologia	Inmunología
Incisione chirurgica della trachea (tracheotomia)	Incisión quirúrgica en la tráquea (traqueotomía)
Infermiera /infermiere	Enfermera
Infusione	Infusión
Iniezione	Inyección
Intervento chirurgico dell'orecchio medio (stapedectomia)	Cirugía del oído medio (stapedectomía)
Intervento chirurgico delle connessioni talamiche (talamotomia)	Cirugía del tálamo (talamotomía)
Intubazione	Intubación
Laringoscopio	Laringoscopio
Lavanda gastrica	Lavado gástrico
Lavanderia	Lavandería
Lavare (fare il bagno)	Darse un baño
Lenzuolo	Sábana
Letto	Cama
Lift facciale (ritidectomia)	Estiramiento de la cara (ritidectomía)
Liposuzione	Liposucción
Lobotomia	Lobotomía
Luce	Luz
Manicotto di sfigmomanometro	Manguito de presión arterial
Manovra di Heimlich	Maniobra de Heimlich
Maschera dell'ossigeno	Máscara de oxígeno
Maschera laringea	Máscara laríngea
Maschera per rianimazione	Máscara de reanimación
Mascherina di protezione	Mascarilla desechable
Materassino a depressione	Colchón al vácio
Materasso	Colchón
Medicina interna	Medicina interna

Medico di medicina generale (medico di famiglia)	Médico de cabecera
Monitor per parametri vitali	Monitor de signos vitales
Morire	Morir
Neurologia	Neurología
Obitorio (mortorio)	Depósito de cadáveres (morgue)
Oncologia	Oncología
Operazione (intervento chirurgico)	Operación quirúrgica
Ortopedia	Ortopedia
Ospedale (policlinico)	Hospital
Ospite (visitatore / visitatrice)	Visitante
Otorinolaringoiatria	Otorrinolaringología
Otturazione odontoiatrica	Empaste (emplomadura)
Padiglione (reparto)	Sala (pabellón)
Pallone autoespandibile	Bolsa Ambú de ventilación manual
Palpazione	Palpación
Patologia	Patología
Pattumiera	Papelera
Paziente (ammalato)	Paciente
Pediatria	Pediatría
Percussione	Percusión
Pessario	Pesario
Piantana portaflebo	Intravenoso poste
Pigiama	Pijama (piyama)
Pinzette	Pinzas
Porta	Puerta
Posizionatore	Almohada de posicionamiento
Posizione di Trendelenburg	Posición de Trendelenburg
Pranzo	Almuerzo
Primo soccorso	Primeros auxilios
Procedura di chirurgia plastica del naso (rinoplastica)	Cirugía estética de la nariz (rinoplastia)
Procedura di chirurgia plastica del seno (mastoplastica)	Cirugía estética de los senos (mamoplastia)
Procedura di chirurgia plastica dell'addome (addominoplastica)	Cirugía estética del abdomen (abdominoplastia)
Procedura di chirurgia plastica della palpebra (blefaroplastica)	Cirugía estética de los párpados (blefaroplastia)
Proclamazione del tempo della morte	Determinación del tiempo de muerte
Proteggi materasso cerato	Sábana de hule para la incontinencia
Protese mammaria	Implante de mama
Protesi dentale	Prótesis dental
Provetta	Tubo de ensayo
Psichiatria	Psiquiatría
Psicologo	Psicólogo
Pulitura dei denti	Pulidor de los dientes
Purificazione	Purificación
Quarantena	Cuarentena
Radiazione	Radiación
Radiologia	Radiología
Remissione	Fase de remisión
Reparto di malattie infettive	Pabellón de enfermedades infecciosas
Reparto di oftalmologia	Sala de oftalmología
Reparto polmonare	Sala de neumología
Resezione transuretrale della prostata	Resección transuretral de la próstata
Respiratore	Aparato respiratorio
Respirazione artificiale	Respiración artificial
Riabilitazione	Rehabilitación
Rianimazione	Reanimación
Ricevente di trapianto	Receptor de un órgano
Rinologia	Rinología
Riposo a letto	Guardar cama
Rottami	Materia de desperdicio
Sala d'aspetto	Sala de espera
Sala da pranzo (cenàcolo)	Comedor
Sala operatoria	Quirófano
Sanare (guarire, recuperare)	Reponerse (recuperarse)
Scalpello	Escalpelo
Sciacquare	Lavar
Secchia	Palangana (ajofaina)
Schiavina	Manta (cobija)
Sedia a rotelle (carrozzella)	Silla de ruedas
Sedia portantina	Silla de evacuación
Serbatoio di ossigeno	Tanque de oxígeno
Servizio di urgenza ed emergenza medica	Servicios médicos de emergencia
Shunt	Shunt
Somministrazione dei farmaci	Administración de fármacos
Sonda	Sonda
Sonda gastrica per nutrizione	Sonda de alimentación
Sovrascarpe protettive	Cubrezapatos
Spugna	Esponja
Sputare	Escupir

Stanza da terapia intensiva	Unidad de cuidados intensivos
Sterile	Estéril
Sterilizzazione	Esterilización
Stetofon endoscopio	Estetoscopio
Suturare la ferita	Suturar la herida
Talloniere e gomitiere antidecubito	Protectores talón/codo antiescaras
Tavolo (scrivania)	Mesa (escritorio)
Tè	Té
Terapia	Tratamiento (terapia)
Terapiaintensiva	Cuidados intensivos
Terapia semi-intensiva	Cuidados semi-intensivos
Terapista occupazionale	Terapeuta ocupacional
Trapano (trivella)	Taladro
Trapianto	Trasplante
Trasfusione	Transfusión
Trauma	Trauma
Trazione	Tracción
Tubo d'aspirazione	Catéter de succión
Tubo di drenaggio	Sonda de drenaje
Tubo endotracheale	Sonda endotraqueal
Ufficio del medico	Consultorio de médico
Urinazione	Micción
Urologia	Urología
Uso del gabinetto	Ir al servicio
Vaccinazione (inoculazione)	Vacunación
Vasectomia	Esterilización quirúrgica masculina (vasectomía)
Vaso da notte (pitale)	Orinal
Vaso sanitario	Servicio
Visita	Visita

ESAMI MEDICI	**EXÁMENES MÉDICOS**
Agoaspirato (biopsia mediante ago sottile)	Punción aspiración con aguja fina
Agoaspirato polmonare percutaneo transtoracico	Punción transtorácica aspirativa con aguja ultrafina
Amniocentesi	Amniocentesis
Analisi chimiche delle urine	Análisis químico de orina
Analisi dei gas nel sangue (emogas analisi)	Prueba de gases en la sangre
Analisi del DNA	Análisis de DNA
Analisi del liquido cerebro-spinale	Análisis del líquido cefalorraquídeo
Angiografia	Angiografía
Angiografia cerebrale	Angiografía cerebral
Angiografia con cateterismo	Angiografía por catéter
Angiografia digitale a sottrazione	Angiografía de sustracción digital
Angiografia polmonare	Angiografía pulmonar
Angiografia spinale	Angiografía espinal
Anoscopia	Anoscopía
Antibiogramma	Antibiograma
Antigene carcino-embrionario (CEA)	Antígeno carcinoembrionario
Aortografia	Aortografía
Arteriografia	Arteriografía
Artrografia	Artrografia
Artroscopia	Artroscopia
Aspartato transaminasi (SGOT)	Aspartato aminotransferasa (AST, transaminasa glutámico-oxalacética GOT)
Audiometria	Audiometría
Audiometria di discorso	Audiometría del habla
Azoto ureico nel sangue (BUN)	Nitrógeno ureico en sangre (BUN)
Biligrafia venosa	Biligrafia intravenosa
Biomarcatore	Marcador biológico
Biopsia	Biopsia
Biopsia cerebrale (biopsia dei ventricoli cerebrali)	Biopsia cerebral
Biopsia cutanea	Biopsia de piel
Biopsia del linfonodo	Biopsia de ganglio linfático
Biopsia del midollo osseo	Biopsia de médula ósea
Biopsia della tiroide	Biopsia de tiroides
Biopsia endometriale	Biopsia endometrial
Biopsia epatica	Biopsia hepática
Biopsia pleurica	Biopsia pleural
Biopsia renale	Biopsia renal
Biopsia stereotassica	Biopsia estereotáctica
Broncografia	Broncografia
Broncoscopia	Broncoscopia
CA 125 (antigene di carcinoma 125)	Marcador tumoral CA 125
CA 19-9 (antigene carboidratico)	CA 19-9 (antígeno carbohidrato 19-9)
Cardiotocografia	Cardiotocografia
Cariotipo	Cariotipo
Cateterismo cardiaco (angiocardiografia)	Cateterismo cardíaco
Cefalometria	Cefalometría
Cistografia	Cistografia
Cistoscopia	Cistoscopia

Colangiopancreatografia endoscopica retrograda	Colangiopancreatografía retrógrada endoscópica
Colangiografia	Colangiografía
Colecistografia orale	Colecistografía oral
Colonscopia	Colonoscopia
Colposcopia	Colposcopia
Coltura del liquor	Cultivo de líquido cefalorraquídeo
Coltura di gola	Exudado faríngeo
Coltura di microrganismi	Cultivo
Coltura di sputo	Cultivo de esputo
Coltura vaginale	Cultivo vaginal
Concentrazione del glucosio nel plasma	Concentración de glucosa en sangre
Conizzazione	Conización
Coronarografia	Coronariografía
Craniografia	Craneografía
Defecografia	Defecografía
Densità minerale ossea	Densitometría ósea
Dermatoscopia (dermoscopia)	Dermatoscopia
Diagnosi differenziale	Diagnóstico diferencial
Dilatazione delle pupille provocando con tropicamide	Dilatación pupilar inducida por fármacos
Ecocardiografia	Ecocardiografía
Ecocardiografia doppler	Ecocardiografía doppler
Ecoencefalografia	Ecoencefalografía
Ecografia	Ultrasonografía (ecografía)
Ecografia addominale	Ecografía abdominal (ultrasonido abdominal)
Ecografia colecisti e vie biliari	Ecografía de vesícula y vías biliares
Ecografia della tiroide	Ecografía de la tiroides (ultrasonido de la tiroides)
Ecografia epatica	Ecografía hepática (ultrasonido hepático)
Ecografia mammaria	Ecografía de mama (ultrasonido de mama)
Ecografia pancreatica	Ecografía de páncreas (ultrasonido de páncreas)
Ecografia renale	Ecografía renal (ultrasonido renal)
Elettrocardiografia	Electrocardiografía (ECG, EKG)
Elettroencefalografia	Electroencefalografía
Elettroforesi delle sieroproteine	Electroforesis de proteínas séricas
Elettromiografia	Electromiografía
Elettroneurografia	Electroneurografía
Elettroretinografia	Electrorretinografía
Ematocrito	Hematocrito
Emocoltura	Hemocultivo
Emocromo (analisi del sangue, esame emocromocitometrico)	Hemograma (conteo sanguíneo completo)
Endoscopia	Endoscopia
Enteroscopia	Enteroscopia
Ergometria (ECG sotto sforzo)	Ergometría
Esame chimico di succo gastrico	Análisis químico del jugo gástrico
Esame del fundus oculi	Exámen dilatado de fundus
Esame della mammella	Exploración física de mama
Esame delle urine peso specifico	Gravedad específica de la orina
Esame ginecologico	Examen ginecológico
Esami di laboratorio	Pruebas de laboratorio
Esami sierologici	Pruebas de serología
Esofagogastroduodenoscopia	Esofagogastroduodenoscopia
Esplorazione rettale	Tacto rectal
Flebografia	Flebografía
Fluoroscopia	Fluoroscopia
Fosfatasi alcalina totale	Fosfatasa alcalina
Gastroscopia	Gastroscopia
Glucosio nelle urine	Examen de glucosa en orina
Gonioscopia	Gonioscopia
HbsAg (antigene di superficie dell'epatite B)	HbsAg (antígeno de superficie de la hepatitis B)
Imaging a risonanza magnetica (risonanza magnetica tomografica)	Imagen por resonancia magnética (IRM)
Indagini radiologiche del colon con clisma opaco a doppio contrasto	Enema de bario con doble contraste
Isterosalpingografia	Histerosalpingografia
Isteroscopia	Histeroscopia
Laboratorio	Laboratorio
Laparoscopia	Laparoscopia
Laringoscopia	Laringoscopia
Linfangiografia (linfografia)	Linfografía

Magnetoencefalografia	Magnetoencefalografía	**Riflesso patellare**	Reflejo patelar
Mammografia (mastografia)	Mamografía	**Rifrattometria**	Refractomería
		Risonanza magnetica funzionale	Imagen por resonancia magnética funcional (IRMf)
Manometria esofagea	Manometría esofágica		
Mantoux test	Test de Mantoux (PPD)	**Rose Waaler test**	Test de Waaler-Rose
Marker tumorale	Marcador tumoral	**Scintigrafia epatobiliare con tecnezio -99m**	Gammagrafía hepatobiliar con tecnecio 99m
Mediastinoscopia	Mediastinoscopia		
Medicina nucleare	Medicina nuclear	**Scintigrafia ossea**	Gammagrafía ósea
Mezzo di contrasto	Medio de contraste	**Scintigrafia polmonare**	Gammagrafía pulmonar
Mielografia	Mielografía		
Mielografia lombare	Mielografía lumbar	**Scintigrafia renale**	Gammagrafía renal
		Scintigrafia splenica con tecnezio -99m	Gammagrafía de bazo con tecnecio 99m
Mielografia sotto-occipitale	Mielografía cervical suboccipital		
Misurazione del polso	Comprobación del pulso	**Scintigrafia tiroidea**	Gammagrafía tiroidea
Misurazione della pressione arteriosa	Monitorización de la presión arterial	**Semenogelasi (antigene prostatico specifico)**	Antígeno prostático específico
Oftalmoscopìa	Oftalmoscopia		
Otoscopia	Otoscopía	**Seroalbumina**	Albúmina en la sangre
Patch test	Prueba de emplasto (prueba del parche)		
		Sialografia (scialografia)	Sialografía
Pelvigrafia	Pelvigrafía		
Pelvimetria	Pelvimetria	**Sigmoidoscopia**	Sigmoidoscopia
Perimetria	Campimetría (perimetría)	**Spermiogramma**	Espermiograma
		Spirometria (pneumometria)	Espirometría
Pielografia retrograda	Pielografía retrógrada	**Tempo di protrombina**	Tiempo de protrombina
Pletismografia	Pletismografía		
Pneumoencefalografia	Neumoencefalografía	**Tempo di tromboplastina parziale**	Tiempo de trombopla-stina parcial activado
Polisonnografia	Polisomnografía		
Pressione venosa centrale	Presión venosa central	**Test alfa-fetoproteina**	Prueba de alfa-fetoproteína
Proteine nelle urine	Proteínas en la orina	**Test alla fenolsulfonftaleina**	Prueba de la fenolsulfonftaleína
Prova della benzidina	Prueba de la bencidina		
Prova di Weber	Prueba de Weber	**Test biochimici di sangue**	Exámenes bioquímicos de sangre
Punteggio del coma di Glasgow	Escala de coma de Glasgow		
Puntura lombare (rachicentesi)	Punción lumbar	**Test cutaneo per le allergie "prick test"**	Test cutaneos de alergia (prick)
		Test del respiro (urea breath test)	Prueba del aliento con urea
Puntura suboccipitale	Punción suboccipital		
		Test della bilirubina	Análisis de bilirrubina sérica
Radiografia	Radiografía		
Radiografia del torace	Radiografía de tórax	**Test della bromosulfaleina di funzionalità epatica**	Prueba de la función hepática con bromosulfaleína
Radiografia della colonna vertebrale	Radiografía de la columna vertebral (radiografía vertebral)		
		Test di agglutinazione	Análisis de aglutinación
Radiografia dentale	Radiografía dental	**Test di captazione tiroidea dello iodio 131**	Captación tiroidea de 131yodo
Radiografia gastroduodenale con pasto baritato	Radiografía de esófago, estómago y duodeno tomada con comida baritada		
		Test di Coombs indiretto	Prueba de Coombs indirecta
		Test di funzionalità epatica	Pruebas de función hepática
Radiografia ossea	Radiografía de hueso (radiografía ósea)		
Rettoscopia	Rectoscopia	**Test di gravidanza**	Pruebas de embarazo

Test di ormoni tiroidei nel sangue	Concetración de hormonas tiroideas en sangre
Test di Papanicolaou (Pap test)	Prueba de Papanicolau
Test orale di tolleranca al glucosio (OGTT, curva da carico orale di glucosio)	Test de tolerancia oral a la glucosa
Test rapido dello streptococco	Prueba rápida para estreptococo
Timpanocentesi	Tímpanocentesis
Timpanometria	Timpanometría
Tomografia	Tomografía
Tomografia ad emissione di positroni	Tomografía por emisión de positrones
Tomografia computerizzata (TC)	Tomografía computada
Tonometria	Tonometría
Toracoscopia	Toracoscopia
Ultrasuono ad alta intensità focalizzato	Ultrasonido focalizado de alta intensidad (HIFU)
Urea clearance (clearance dell'urea)	Prueba de aclaramiento de urea sanguínea
Ureteroscopia	Ureteroscopía
Uretrografia	Uretrografía
Urinocoltura	Urocultivo
Urobilinogeno nelle urine	Urobilinógeno en orina
Urografia	Urografía
Urografia intravenosa (pielografia intravenosa)	Urografía intravenosa
Velocità di eritro-sedimentazione	Velocidad de sedimentación globular
Ventricolografia	Ventriculografía
Volume urinario residuo	Volumen residual de orina

GRAVIDANZA ED OSTETRICIA — EMBARAZO Y OBSTETRICIA

Aborto abituale	Aborto habitual
Aborto spontaneo	Aborto espontáneo
Amniocentesi	Amniocentesis
Amnios	Saco amniótico
Amnioscopia	Amnioscopia
Anomalie di sviluppo fetale (anomalie fetali)	Anomalías fetales
Anomalie uterine	Malformaciones uterinas
Aspiratore a vuoto	Aspirador al vacío
Asportazione chirurgica dell'utero (isterectomia)	Extracción quirúrgica del útero (histerectomía)
Assenza di mestruazioni (amenorrea)	Ausencia de la menstruación (amenorrea)
Banca del seme	Banco de semen
Blastocisti	Blastocisto
Canale del parto	Canal del parto
Capezzolo	Pezón
Cardiotocografia	Cardiotocografía
Ciclo mestruale	Ciclo menstrual
Clinica ostetrica	Hospital de maternidad
Collo	Cuello
Complesso TORCH	Infecciones TORCH
Concezione	Fecundación (fertilización)
Contrazioni del travaglio	Contracciones del trabajo de parto (contracciones uterinas)
Cordocentesi	Cordocentesis
Coriocarcinoma	Coriocarcinoma
Corion (corio)	Corion
Culatta (deretano)	Nalga
Depressione post-partum	Depresión postparto (depresión postnatal)
Diabete gestazionale	Diabetes gestacional
Dilatazione della cervice uterina	Dilatación del cuello uterino
Distacco di placenta (abruptio placentae)	Desprendimiento prematuro de placenta
Dotto galattoforo	Conducto mamario (conducto galactóforo)
Durata della gravidanza	Duración del embarazo
Durata di contrazioni	Duración de las contracciones uterinas
Eclampsia	Eclampsia
Ecografia	Ultrasonografía (ecografía)
Edema	Edema (hidropesía)
Eiaculazione	Eyaculación
Embrione	Embrión
Emorragia	Desangramiento (hemorragia)
Episiotomia	Episiotomía
Eritroblastosi fetale (malattia emolitica del neonato)	Enfermedad hemolítica del recién nacido (eritroblastosis fetal)
Espulsione del feto	Expulsión del producto
Espulsione della placenta	Expulsión de la placenta
Estrogeno placentare	Estrógeno de la placenta

False contrazioni (contrazioni di Braxton Hicks)	Contracción de Braxton Hicks
Farmaci abortivi	Fármacos abortivos
Farmaco con lo scopo di arrestare le contrazioni uterine (tocolisi)	Fármaco utilizado para suprimir el trabajo de parto prematuro (tocolítico)
Fase del parto	Etapas del parto
Febbre puerperale	Fiebre puerperal
Fecondazione assistita (fecondazione artificiale)	Inseminación artificial
Fertilizzazione in vitro	Fecundación in vitro
Feto	Feto
Fetoscopia	Fetoscopia
Follicolo di Graaf	Folículo de Graaf
Forcipe	Fórceps
Frequenza di contrazioni uterine	Frecuencia de las contracciones uterinas
Funicolo ombelicale	Cordón umbilical
Gemelli	Gemelos
Gemelli fraterni (gemelli dizigoti)	Gemelos dicigóticos (mellizos)
Gemell i identici (gemelli monozigoti)	Gemelos monocigóticos
Genitore	Padre (primario)
Genitore biologico	Padre biológico
Ginecologia	Ginecología
Gonadotropina corionica	Gonadotropina coriónica
Gravidanza (gestazione)	Embarazo
Gravidanza ectopica	Embarazo ectópico
Gravidanza gemellare	Embarazo múltiple
Imene	Himen
Impianto	Implatación
Incubatrice	Incubadora
Infezione	Infección
Infiammazione del sacco amniotico (corioamniosite)	Infección de las membranas placentarias (corioamnionitis)
Infiammazione della vescica urinaria (cistite)	Inflamación de la vejiga urinaria (cistitis)
Iniezione intracitoplasmatica dello spermatozoo	Inyección intracitoplasmática de espermatozoides
Intensità di contrazione	Intensidad de contracciones uterinas
Interruzione di gravidanza (aborto)	Aborto inducido
Iperemia dell'ovaio	Hiperemia del ovario
Iperplasia endometriale	Hiperplasia endometrial
Ipertensione arteriosa sistemica	Incremento de la presión sanguínea (hipertensión)
Ipertrofia dell'utero	Hipertrofia del útero
Ipotrofia fetale	Hipotrofia fetal
Lattazione	Lactancia
Liquido amniotico	Líquido amniótico
Lithopedion	Litopedion
Lochi	Loquios
Lunghezza di neonato	Talla de un neonato
Macrosomia fetale	Macrosomía fetal
Madre	Madre
Malattia di Hirschsprung (ostruzione del colon congenita)	Enfermedad de Hirschsprung (megacolon agangliónico)
Mammella	Mama
Mastite puerperale	Mastitis puerperal
Meconio	Meconio
Menopausa	Menopausia
Mestruazione	Menstruación (período)
Microcefalia	Microcefalia
Mifepristone	Mifepristona
Morula	Mórula
Mucosa interna dell'utero (endometrio)	Mucosa interior del útero (endometrio)
Nato morto	Nacido muerto
Nausea	Náusea
Neonato	Neonato (recién nacido)
Neonato pretermine	Recién nacido pretérmino
Neonatologia	Neonatología
Ombelico	Ombligo (pupo)
Ostetrica (levatrice)	Matrona (matrón)
Ostetricia	Obstetricia
Ostetrico	Tocólogo (obstetra)
Ovaia (ovario)	Ovario
Ovidotto (ovidutto)	Trompa de Falopio (tuba uterina, oviducto)
Ovodonazione	Donación de ovocitos
Ovogenesi	Ovogénesis
Ovulazione	Ovulación
Padre	Padre
Pannolino	Pañal
Parto	Parto
Parto a termine	Parto a término
Parto nell'acqua	Parto en agua
Parto patologico	Parto patológico
Parto post-termine	Parto postérmino
Parto pretermine	Parto pretérmino
Parto prolungato	Parto prolongado
Pelvi ristretto	Pelvis contraida
Pelvimetria	Pelvimetría

Peritonite da meconio	Peritonitis meconial
Peso di neonato	Peso al nacer
pH-metria fetale	pH-metría fetal
Pielonefrite	Pielonefritis
Placenta	Placenta
Placenta accreta	Placenta accreta
Placenta previa	Placenta previa
Plagiocefalia	Plagiocefalia
Pluripara	Multigrávida
Pompa tiralatte	Sacaleches
Posizione del feto trasversale	Feto posición transversal
Posizione podalica del feto	Posición de nalgas
Preeclampsia (gestosi)	Preeclampsia
Primipara	Primigesta
Procreazione assistita	Reproducción asistida
Produzione di saliva eccessiva (ipersalivazione)	Excesiva producción de saliva (hipersalivación)
Profilo biofisico fetale	Perfil biofísico fetal
Progesterone	Progesterona
Progesterone placentare	Progesterona de placenta
Prolasso del funicolo ombelicale	Prolapso del cordón umbilical
Prolattina	Prolactina
Psicosi post-partum	Psicosis postparto
Puerperio	Puerperio
Quattro gemelli	Cuatrillizos
Raschiamento (curetage)	Legrado
Respirazione	Respiración
Rischio teratogenico	Agentes teratogénicos
Ritenzione urinaria	Retención de orina
Rottura delle membrane	Ruptura de membrana
Rottura precoce delle membrane	Ruptura prematura de membrana
Sala parto	Sala de partos
Segno del Chadwick (tinta bluastra alla vagina)	Signo de Chadwick
Seme (sperma)	Semen (esperma)
Sepsi puerperale	Sepsis puerperal
Sindrome da aspirazione di meconio	Síndrome de aspiración de meconio
Sindrome del terzo giorno (baby blues)	Baby blues (leve depresión post parto)
Sopravvivenza di spermatozoo	Viabilidad de espermatozoides
Spermatozoo	Espermatozoide
Spingere	Empujar
Sterilità	Infertilidad
Surrogazione di maternità	Madre de alquiler
Suzione	Succión
Tagliare (intersecare)	Cortar
Taglio cesareo	Cesárea
Testa	Cabeza
Translucenza nucale	Traslucencia nucal
Uovo	Óvulo
Utero	Útero (matriz, seno materno)
Vagina	Vagina
Varici degli arti inferiori	Venas varicosas de las piernas
Villi coriali	Vellosidades coriónicas
Villocentesi	Muestra de vellosidades coriónicas
Vomito (emetismo)	Vómito (emesis)

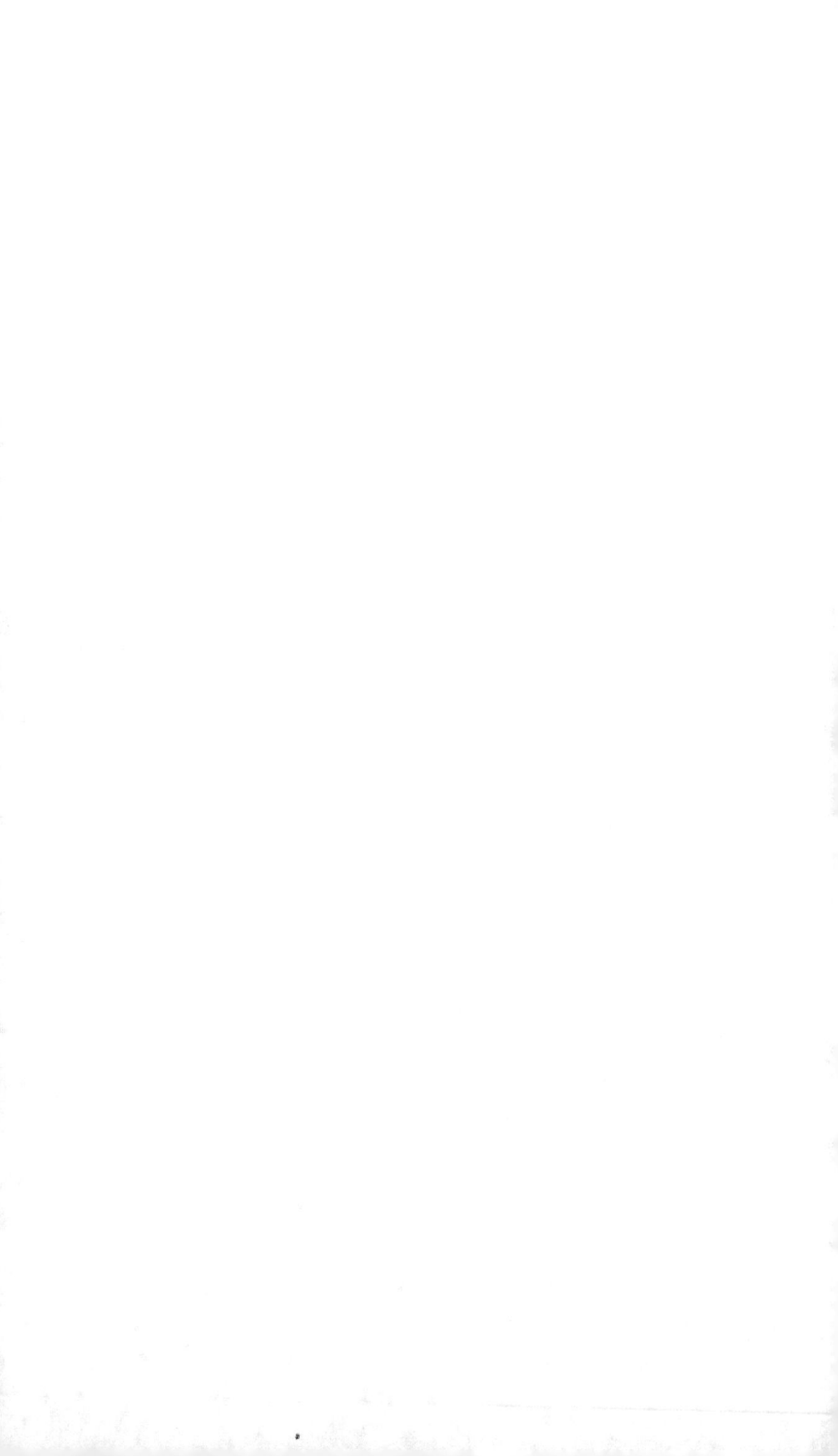